U0322733

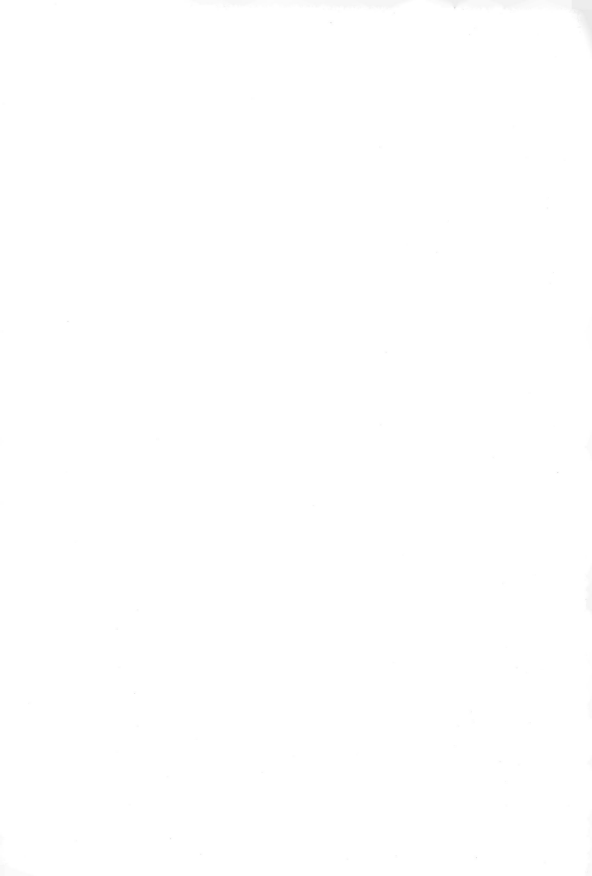

不一样的生机饮食养生法系列

[不一样的] 自然养生法

吴永志 Dr. Tom Wu 著

国际生机饮食疗愈专家 一位患癌医师多活50年的自救、救人生活方式

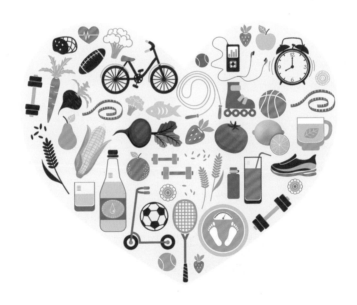

河北科学技术出版社

·石家庄·

图书在版编目（ＣＩＰ）数据

不一样的自然养生法 / 吴永志著 . -- 石家庄 : 河
北科学技术出版社 , 2024. 8. -- ISBN 978-7-5717-2211-
1

Ⅰ. R247.1

中国国家版本馆 CIP 数据核字第 2024SQ1966 号

不一样的自然养生法
BUYIYANG DE ZIRAN YANGSHENGFA

吴永志　著

责任编辑：李蔚蔚　　徐艳硕

责任校对：李　虎

特约编辑：刘　昱

美术编辑：张　帆

封面设计：李爱雪

排版设计：刘　艳

出版发行：河北科学技术出版社

地　　址：石家庄市友谊北大街 330 号 (邮编：050061)

印　　刷：北京柯蓝博泰印务有限公司

经　　销：全国新华书店

开　　本：710mm × 960mm　　1/16

印　　张：15.25

字　　数：210 千字

版　　次：2024 年 8 月第 1 版

印　　次：2024 年 8 月第 1 次印刷

书　　号：978-7-5717-2211-1

定　　价：68.00 元

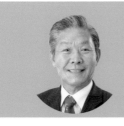

作者特别声明

本书旨在将个人多年的养生与临床经验和读者分享，帮助读者改变不合理的饮食习惯与生活习惯，并为读者提供保健防病之参考，但绝对不能取代医疗。

读者若有疾病或身体不适，建议配合专业医师诊治！特别提醒，癌症病友务必遵照医嘱手术、放疗等，同时实践生机饮食，双管齐下，效果会更好！

书中所有内容仅供保健防病参考之用，绝非任何诊断或医疗方法，也不是推荐药物或自我诊疗的准则。

所谓自然疗法，是以天然无害的方式（例如天然的食物）协助人们改善健康状况。本书所提供的任何食疗方法，因个人体质、症状、血型不同，以及个人的自律性、信心、决心、恒心的不一样，就算很努力地实践身体大扫除与大调整，以期用几个月的时间获得健康，效果也不一定相同，因此绝不可一概而论。若尝试执行书中方法四个月后，身体无明显改善，请读者不要一直坚持下去，因为有些食疗方法不一定对所有人都有效，故不是所有病症都能成功康复，应尽快寻求医师的专业意见与治疗。

另外在此严正声明，书中提及的食材及营养食品，只是想让读者得到准确的信息，以方便采购，与本人并无利益关联。敬请读者认清，勿被误导。

最后，本人因经常受邀到世界各地演讲或授课，并参与慈善工作，行程紧密，恐无法答复所有读者的电子邮件及传真咨询，敬请读者体谅。

吴永志

希望读者**珍惜**吴医师的爱心与苦心

雷久南博士（琉璃光养生世界创办人）

吴永志医师（Dr. Tom Wu）二十多年来用他以生命换来的宝贵养生经验，挽救了许多人的生命，让许多人重获健康和幸福。他与夫人吴冯润钰医师绕着地球传播健康，他们的爱心和热心让我深受感动。我很高兴看到吴医师将他多年的经验写下来，让更多人受益。

近100年来，人们的生活环境和饮食习惯与祖先们大不相同。导致文明病，如癌症、心脏病、免疫功能疾病的大幅度增加，预防和治疗这些病是现代医学最大的挑战。而从改变生活方式来进行预防和治疗，才是最根本的方法。

吴医师是西方医学系统出身的，行医几年后患上肺癌。西医治癌中，肺癌是最难医治的，一般五年存活率是10%，用西医方法治疗与不治疗存活率差别不大。吴医师之所以能痊愈，并撰写这本书，除了奇迹以外，也是因为他找到了一条回归自然之路。彻底改变他的饮食及生活习惯，吃人类祖先的原始食物——新鲜的蔬果及种子，因而获得重生。

最初认识吴医师是在1986年，我带了一个美国团队去中国台湾地区学习，恰逢吴夫人也带领医药团队到中国台湾地区受训。当时，吴医师在治疗癌症方面已有多年经验，我从他的经验中获益良多。

1991年，我在美国北加州创办"琉璃光"养生中心，与吴夫人再次联络上。我诚恳邀请吴医师夫妇以他们的经验，在1992年年初到中心为学员讲课。课程很受大家欢迎，那是吴医师第一次向中国朋友们讲解生机饮食，及"自然医学养生之道"。在此之前，他都是在西方医药界及自然医疗学会上演讲、培训，后来也应许多单位之邀到中国台湾、香港地区及东南亚各地演讲，结识更多朋友。

希望读者们珍惜吴医师的爱心和苦心。最难能可贵的是，他一生不为名利、金钱，将毕生所学无私地奉献给人类，使大家都能得到健康。

预祝吴医师夫妇救人救命的心愿早日成功。

集结30多年的养生**精华**，传播健康的福音

吴冯润钰博士（美国保健自疗中心创始人、美国自然医学博士）

我和我的丈夫吴永志医生，都是医务工作者。回想起我丈夫罹患癌症的那段时间，我们也曾陷入恐慌与混乱。所幸在一个契机之下，他获得了重生。这么多年过去了，由于感恩及深知健康的可贵，我和吴医生周游世界各地公开演讲，就是希望让更多的人了解到，唯有正确的饮食和健康观念，才能带来幸福安康的人生。

曾经有许多出版社纷纷希望吴医生出书，将其独到的健康经验及观念，通过文字让更多人接触到。然而，吴医生却一直没有首肯，最主要的原因是——他需要更长的时间，在病人身上搜集更多的证明，以及汲取更多的医学知识。

而现在时机成熟了！吴医生现在年近70岁[1]，他时常在教会中看到牧师们为照顾教友无私付出，忙到忽略了自己的身体健康；即便如此，仍有许多教友饱受疾病之苦，甚至因病逝世。眼见社会上有这么多绝望无救的病人，吴医生无法再延宕，他突然意识到必须把握时机，寻求更有效的影响力，让

---

[1]　此为2008年左右本书繁体版首版时的年龄，吴医生已于2022年逝世，享年84岁。
　　——编注

人们能从最基本的日常饮食当中，获得身体健康的秘诀。随着社会和科学的进步，不仅医学上不断有新发现，食物的密码不断被破解，人们对生活和饮食习惯的观念也有所改变。这些都让医学的研究领域变得永无止境，需要不断精进学习以及修正以往的思想。

我和吴医生最大的感慨是：以前人们喝的是干净的水，呼吸的是新鲜空气，吃的是没有农药污染或基因改造的蔬果，所以以前的人们很少生病；然而现在却因为工业过度发达使环境改变，造成各种污染问题，产生各式各样的文明病，如糖尿病、心脏病、肠胃病、胆固醇过高、肥胖、痛风甚至癌症等，造成人们的健康受损。

吴医生和我都认为，世界上没有一种方法、一种药物或营养品，可以用了或吃了就把疾病治好。因为身体是整体的，包含了身、心、灵三方面，结构很复杂，相互的关系也很微妙。治病的基础应为整体治疗，必须有一套完整的方法才能显现效果。

生病的人能否康复，除了医生提供正确的方法之外，最重要的是病患能否配合。病患必须充分合作，同时要有信心、决心和恒心付诸行动，时刻善待自己的身体，避免过度劳累，饮食和作息要定时，保持乐观及愉悦的心情，每天进行适量运动，如此身、心、灵自然平衡，健康才可掌握在自己手中！

所谓医者父母心，首要就是用真心来关怀及对待病患，教会他们正确的饮食方式及生活态度，还有基本的预防知识，使患者察觉疾病信号，同时在初期加以处理，化险为夷和防止恶化。当患者学会主宰自己的健康，就能远离疾病，是既有效又省钱的好方法，同时还能惠及家人。

现在吴医生决定撰写此书的一个原因，就是希望能为社会尽一点力量。书中的观念及见解都是他30多年来，通过全方位的学习和临床，反复试验、求证、不断修正的精华。这套"自然生机养生法"可以说是吴医生对于疾病治疗与预防的最佳心得。

此书的主要宗旨，是希望大家通过简单、易行、经济的方法，达到"有病治病、无病防病"的目的，同时把预防医学的观念传播出去。书中所提到的方法，都是简单易行的，连小孩都能轻易学会，不需要接受任何专业训练。只要做到"戒口"，就能防止病从口入，新病也无从入手！接着再以信心、决心、恒心实行身体大扫除及大调整，用几个月的时间，遵从本书的方法去执行，应能享受到健康的成果。

当然，如果读者尝试了4个月以上书中建议的方法和营养品，身体没有明显改善，则说明这种方法或这些营养品对你没有帮助，请尽快寻找其他方法，不要一直坚持下去，因为某些方法及营养品不一定对所有人有效。虽然自然医学不会对人体有害，但有时会延误病患尝试其他有效的疗法，如化疗、电疗或手术等。我们的建议是，最好双管齐下，在医疗体系中，一方面做电疗、化疗等，另一方面用自然医学的方法来提升免疫力及自愈力，将残留体内的化学品和毒素排出，再补充所缺乏的营养素，同时避免吃进对身体不利的垃圾食物。

许多注重养生者自认平日吃得很健康，那为何还会生病呢？追根究底，不仅得防止"病从口入"，也得让紧张的压力、负面的情绪获得疏解管道，如此身心才不致生病。因此生活中应采取中庸之道，并且心怀正念，凡事多包容，不斤斤计较、自寻烦恼，学习放下仇恨恩怨，心中充满大爱，常常感恩！告诉自己，生病只是上天给我的一个警告或是考验，只要通过这关，就可能脱胎换骨般变得更美好——身体更健康、待人处事更圆融和谐，何乐而不为呢？

尤其那些长年累月积劳成疾或生有重病的人，何妨让自己好好休个长假，远离尘嚣，到乡下、海边或出国，好好休补身心？但千万不要在这段休养期间又整天盯着电视，玩着平板、电脑、手机等有辐射危害的3C产品[1]，

---

[1] 计算机类（Computer）、通信类（Communication）和消费类（Consumer）电子产品的简称。

以免伤眼又伤身！再者，也要注重周遭卫生环境的清洁美化，否则若内环境改善了，外在环境却充斥着恶臭毒素，对健康仍然大不利！

总而言之，若能回归自然生活，规律的作息、健康的饮食加上正面的思考与行为，才能管理好你的健康。

衷心希望这本书的出版，能起到抛砖引玉的效果，带动其他致力于人类健康的学者或专家继续努力做各种实验与研究，提供更多有助于人类健康的理念或方法。我和吴医生都相信，只要找对方法、有信心且肯坚持，很多被认为是不治之症的疾病都有机会治愈！希望大家身体好转后，能把这本书和爱心转送给每一位有需要的人，包括认识及不认识的朋友，分享这份大爱。

人生的**转折**，让我走向自然医学

吴永志

求学时，我接受的是西方传统医学训练。但在30岁时，我被告知患上第三期末期肺癌，积极使用了很多最新、最强的药，却不见有效。于是，医生建议我开刀，切除右边上二叶的肺。我同意他的提议，却在手术台上发现已经转移到别的器官，只好被迫缝合，然后被宣布只有几个月的生命，唯一的方法是化疗以延长生命。我忧心地问："到底可以再活多久？"却只换来主治医生的一句："不知道！"

当时我心想，人之所以有癌，就是因为身体毒素过多。而化疗会送入更多的药毒，以毒死癌细胞，但往往也会毒死正常的细胞，可能会更加痛苦，还是不如自然地死去，不用受更多的苦……因此，我毅然拒绝。（这一决定是我视当时的身体状况和心态而定，现在医学技术进步，化疗也拯救了不少病危的癌症患者。）

回想我以前吃大鱼大肉，煎、炸、炒、烤、香喷喷的食物和糕饼，而现在却要改吃这地上寡淡无味的蔬菜和树上酸酸的水果，我怀疑这样会不会更加营养不足，而提早死亡呢？现在病到全身无力，当然要大鱼大肉，才有精力啊！

当时，内心的挣扎实在难受，思考了好几天，参阅不少有关长寿之道的

书籍，那时还没有这么多营养书籍可以参考；而在梦中看到遍地都是新鲜的花草蔬菜，尤其是蓬勃青绿的豆瓣菜（watercress）和清澈见底的流动溪水。于是，终于下定决心改成素食，天天吃蔬果和喝干净的水；阳光浴30分钟，或快步走路30分钟，练习吐纳调息；生活上多休息，早睡早起，午睡半小时，天天洗冷热浴。

改变饮食和生活习惯才6个月，我已感到精神饱满，恢复到生病前的精力，对于自己会康复的信心大增，因此加倍地吃蔬菜，尤其是豆瓣菜、香菜、老姜、九层塔、薄荷叶、黑胡椒粉、青柠檬，也吃少量水果和全生的杏仁、核桃、南瓜子，外加发芽的豆类和苜蓿芽。

饮食上采用全生食，每天都是高纤维的食物，有3～4次排便。刚开始时有点害怕，因为我过去每天只大便1次，认为这样才是正常。但维持一段时间后，慢慢觉得全身轻松、精神爽快、皮肤光滑，这才放下心中顾虑，让身体顺其自然地反应。

9个月后，体检报告显示，我样样都正常，竟然没有任何癌细胞的存在！谢天谢地，我痊愈了！因此直到现在，我仍然维持吃90%全生和10%煮熟的食物。拜现在科技发达所赐，我每天用2200 W的蔬果机，打出细绵绵的蔬果汁来喝，一天4～6杯，也吃各种颜色的沙拉和发芽豆类及糙米饭。天天8杯活性水，有时添加纤维素和一些辅助营养品，保持每天有3～4次排便，正如葛洪在《抱朴子》养生诀所说："若要不死，肠中无屎；若要长青，肠要常清。"

我利用这种简单又经济的自疗法，一边教小区邻里和朋友们的饮食，一边继续研修自然医学。我不断地深造就是想多吸收些新知识、新理念充实自己，因为学问如逆水行舟，不进则退；同时也想向大家证明，病痛、老化可以改善，只要改变不良饮食和生活习惯就能扭转乾坤，将健康的钥匙掌握在自己手中。

我的夫人吴冯润钰也是营养学和心理学专家。我们无论到什么地方，都出双入对，一同到美国各州各市去教导病人、医疗从业人员和对保健有兴趣的民众，教他们用最普通的蔬果、最天然的方法来战胜疾病和长久地保健。

二十几年前，我就开始提倡"生机饮食"及"自然疗法"。那时大家都不知道什么叫"生机饮食"，尤其是中国人和中医师认为"生冷者寒凉"，对体弱病人很不利，普遍不认同这种做法。

十几年前，我陆续向外传播自然疗法，曾在中国台湾地区、香港地区、大陆，以及东南亚、印度、欧洲各国、非洲各地推广及教导"生机饮食"。世界各地很多知名的营养师、自然医师、治疗师都曾上过我的"生机饮食"课程，接受过我的指导。当时就有出版社鼓励我出书，但自己觉得经验还不够，需要更多的诊断病例，来证实生机饮食是正确的。

如今，很多朋友及学员催促我出书，尤其是夫人吴冯润钰积极鼓励我，通过出书可以帮助更多的人得到真正的健康，因此才有这本书的问世。

其实出这本书的最大原因，是看到目前世界各地经济不景气、失业率高、生活压力大，人们的情绪愈趋紧张，病痛的人越来越多，却又没钱看病。希望以这本书来教导大家自救救人，提醒每个人如何善待自己的身体，怎样保健防病，这样才能解决问题的根本。

当与众不同的理念出来时，一定会有很多不同的反应，不过有批评、反对才会有进步，科学和医学都是因此才会日新月异。我会衷心地面对及接受建设性的批评与指教。但个人的知识、力量有限，希望借由这本书激发深藏不露的精英们站出来，不是为了名利，而是无私地互相合作，努力去发掘更多、更好的方法，并将正面的讯息提供给世上绝望、无助、贫困的病人。我把一生的研究心血贡献给这个世界，希望在有生之年，能为人类尽一点义务。

希望借由本书，让处于绝境、痛苦中的病人摆脱病痛，重拾以前的健康；让寻求养生保健的读者，用最普通的蔬果汁长葆青春、精力充沛；让年过半百的银发长者，靠着"生机饮食"也能返老还童；同时希望所有人，无论男、女、老、幼，能开始进行健康的饮食，预防疾病的发生。

虽然我们无法控制生与死，但在生与死之间，我们可以用辛苦赚来的钱享受健康幸福、愉快的人生，而不是用辛苦赚来的钱去看医生、治病。

希望每个家庭都能拥有这本自疗、防病、治病的书，就等于有个自己的家庭医生时时在侧，照顾全家人。并且可将这套健康保健方法推广出去，帮助亲友、邻里，达到人人健康的目标。

书中的一些经验或案例，未必对每个人都有效，能否派上用场，还要看你有多少信心和恒心去投资回馈给身体。因为种瓜得瓜，种豆得豆；一分耕耘，一分收获，做任何事都要花时间、金钱去投资才会有成绩，不会瞬间成功。同样地，要拥有健康的身体，也需要长期保养才会有好成果。

最后想说，我不担心疾病不会好，最担心的是那些死里逃生、重病痊愈的病人，以为病好了就放肆去乱吃，不坚守以前生病时的生活规则，不久旧病复发而丢掉了生命，实在太可惜！所以提醒读者，就算是病好了也不能掉以轻心，唯有坚持正确的饮食及生活法则，健康才能永远掌握在你手中。

不正确的健康态度害我们生病

随着时代发展和科技进步，人们饮食越来越精致，生活环境越来越舒适，但健康状况似乎越来越差。长期处于吃多、少动、压力大的情况下，三大文明病——心脏病、癌症、糖尿病不仅罹患概率显著升高，且平均患病年龄明显下降。尤其是人人谈之色变的癌症，罹患比例更是节节升高。

据了解，中国台湾地区每100例死亡中就有28人死于癌症。若以中国台湾地区十大死因来看，癌症已超越心脑血管疾病，跃居首位。在美国，每年患癌的病人超过100万，死于癌症的患者更超过65万，也就是每2个癌症病人中就有1人死亡。因此，现代人个个谈癌色变。

压力过大、错误饮食、缺乏运动为生病主因

一百多年前极少有癌症病例出现，癌症是近代文明病，与饮食习惯改变、环境污染等息息相关。目前已知，罹患文明病的最主要原因为压力过大、饮食错误和缺乏运动。

压力过大会造成情绪紧张，加上长期熬夜，得不到高质量的睡眠，耽误了晚上10点～凌晨2点这段自愈系统修复的宝贵时间。自愈系统若得不到完整的修复，便无法给身体提供足够的修补材料，造成下列3种严重

状况。

★ 免疫系统缺少足够的修补材料，来加强巡逻和提高作战警觉力的训练。长此以往将造成免疫系统过度耗损、衰弱，让敌人（泛指各种病菌、病毒、霉菌等）有机会入侵身体。

★ 内分泌系统缺少足够的修补材料，来分泌足够的激素供给全身的细胞，将使身体提早面临老化。

★ 神经系统缺少足够的修补材料，来调整和传递信息，将造成身体内各种关节发炎，从而引发许多疼痛。

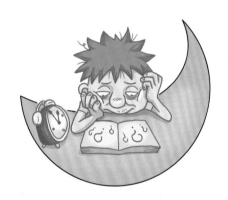

▲ 长期熬夜对健康大不利

饮食方面则因为缺乏维生素、矿物质、酶素、氨基酸、植物生化素，导致肠道菌群的不平衡。特别是缺乏植物生化素，导致每个细胞的自卫系统与身体的免疫系统无法正常运作。要知道，病毒、细菌、霉菌等敌人一直都在我们周遭游移环绕，无时无刻不想入侵我们的身体。稍有不慎，就会让它们有机可乘，导致我们生病。

加上现代人热量摄取过多，长期坐在电脑与电视机前面，身体活动太少，运动量不足。在这些情况下，很容易导致肥胖、心脏病、癌症、糖尿病等文明病的产生。

除此之外，不正确的健康态度也会对身体带来无限伤害，使得病情恶化，甚至加速死亡。"不正确的健康态度"指的是过度依赖医生或药物、只想寻求快速方法来痊愈，以及缺乏身体有自愈力的信念。

现代人容易生病的3大因素

 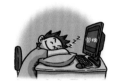 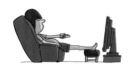

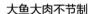

大鱼大肉不节制　　　　工作压力太大　　　　运动量少

不要过度依赖医生或药物

由于医学的蓬勃发展，研发成果日新月异。新的药物不断被鼓吹"疗效多好、多强大"，使人们过度依赖医生和药物。须知道，无论中药还是西药，十药九毒！

举个实例：在美国，从1965年开始，医生通常会开具HRT处方（一种人工制造的激素）给更年期妇女服用，结果导致妇女患乳腺癌的概率直线上升。直到2001年，美国医药协会才承认HRT用药会带来乳腺癌和心脏病的副作用。在这整整36年间，不知有多少妇女因为服用人造激素药物而患病死亡！

还有在幼儿发育方面，医生常开具一种叫作哌甲酯（Ritalin）的处方，来治疗患有多动症儿童的情绪问题。这是一种中枢神经兴奋抑制剂，虽然可以控制多动的症状，却有易怒、失眠、抑郁、没胃口、改变性格等副作用。如果长期服用，对儿童的伤害可谓极大。

对于癌症，西医的治疗方式不外乎外科手术、放射疗法、化学疗法、激素疗法、靶向疗法等。癌症患者不是不能做化学或放射治疗，然而切记一个重要观念——身体不是因为缺乏药物才生病的。

药物有其重要的地位，比如当血压高到150 mmHg、血糖高到10 mmol/L、胆固醇高到13 mmol/L……时应找医生开药加以紧急控制，否则会有生命危险。但同时，还应咨询有经验的营养师，借由调整日常食谱，改变饮食方式，使血压降到120 mmHg以下、血糖降到6.1 mmol/L以下、胆固醇降到5.2 mmol/L以下的正常值，而不是长期依赖药物来控制病情。

一位对身体与营养的关系有着良好观念且经验丰富的医生，对于高血压患者的正确的做法，是先找出导致高血压的原因，然后辅以饮食疗法，彻底纠正其致病的源头。当身体生病了，需要我们给它机会，供应所需的正确营养食物，认真执行，只需3～4个月，就能恢复其正常功能。

高血压的导致因素与饮食建议

血管阻塞 引起的高血压	1. 减少食用煎、炸、炒、烤等方式烹调的食物，因为这类方法都需用油。油如果使用不正确，经过高温加热会产生自由基，破坏血管内膜细胞，造成血管的发炎肿大而减缓血液流通，使得心脏需加倍用力送血，因而导致压力骤增，自然会使血压升高 2. 最好的降低高血压的方法，便是饮用大量天然蔬果汁，来清理血栓
血糖过高 引起的高血压	1. 减少食用一切加工过的面粉、糖果、汽水等食物 2. 饮用可以降血糖的蔬果汁，来平衡血糖

续表

胆固醇过高 引起的高血压	1. 应忌口，戒除一切煎、炸、炒、烤等方式烹煮的食物，减轻肝脏负荷 2. 饮用添加了大豆卵磷脂的蔬果汁来清肝 3. 补充适量的膳食纤维，保持一天3～4次的排便量
肾脏功能不佳 引起的高血压	1. 戒除咖啡、酒精、汽水及钠含量高的食物。因为过高的蛋白质，以及太甜、太咸的食物都会伤肾 2. 在营养师的指导下，适量饮用对肾脏有帮助的蔬果汁

不要只想寻求快速方法痊愈

"时间就是金钱"，现代人追求快节奏生活，用泡面解决一顿饭，用止痛药实时消除头痛，一有感冒症状就吃强效感冒药来制伏感冒，一想打瞌睡就立刻喝杯咖啡来提振精神。

要知道一切慢性病并非说来就来，通常是在身体内积累了几年到十几年，逐步恶化的。但忙于工作、学业、生活的我们忽略身体发出的求救信号，只想用最快的方法去强制性压制这些信号，最终让身体健康恶化，走向一发不可收的地步。

如果我们还意识不到改善饮食的重要性，抱着侥幸心理，长期用药物拖延病情，最后只会使病情加重，引发多种并发症。如此恶性循环，将加重身体的负担，终将导致无药可救。如果我们不愿意找出疲劳的原因，抱着逃避的心态，一天用数杯咖啡不断让脑袋清醒，将会导致失眠、肾脏病变、骨质疏松和膀胱癌等后果。

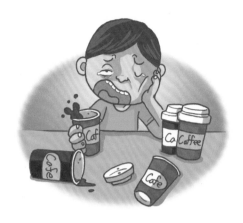

▲ 一天数杯咖啡强制提神，会导致许多副作用

　　所以当身体再次发出警告信号，如头痛、头晕、耳鸣、眼皮跳、关节疼痛、胸痛、背痛、胃液反流等，请不要忽略它。要找出原因，吃对的食物，并认真执行，改变不良的生活习惯及适量的运动，3～4个月后这些症状都将获得极大的改善。

建立身体有自愈力的信念

　　我们身体内有一副完整的防卫武器——免疫系统，会将入侵的细菌、病毒、霉菌等加以阻挡、消灭。精密的自愈系统可以修复和治愈一切病痛。

　　比如感冒时，吃感冒药虽然会将入侵的细菌消灭，让免疫系统不用兴师动众就打胜仗。但如此一来，免疫系统的"军队"就无法获得完整的作战经验，令敌军有机可乘，轻易就能越过防线侵入身体。所以，长期习惯服用感冒药的人，身体自愈系统的修复能力会逐渐降低，患感冒的概率反而比一般人高很多。

　　感冒时多喝净水、吃对食物并且多休息，虽然会有一阵感到不适，但免疫系统"军队"能全体动员抵抗敌人，获得充足的作战经验，同时传递讯息给自愈系统，将免疫军队杀死的敌人清除，并修补因作战而被破坏的细胞。如此建立了良好的防御机制，反而能减少再次患感冒的机会。

因此，要建立正确的饮食观念，强化自己的免疫系统和自愈系统，避免过度依赖医生或药物，不一味地寻求快速"捷径"来痊愈，更不要小看身体的自愈力，从而真正获得健康。

掌握5大养生要诀

★ 每天保持3次大便。如果只有1次算是便秘，唯有一天3次排便，才能把身体的废物垃圾全部清除干净。

★ 每天至少喝3杯蔬果汁，饮用干净的水。生病者视个体状况要喝4~6杯或以上。

★ 每天晒阳光30分钟。

★ 适当休息，定时运动。

★ 心中有爱，多做善事就有喜乐。随时保持喜乐、感恩及惜福的心。

如果能做到，自然就会健康。开始看起来很难，但是不要忘记健康身体是帮助你成功和得到一切的基础。没有健康的身体，你将会失去一切，所以健康才是你的一切。要保住身体这个永久的宝藏，一点辛苦又算什么。

如果能持之以恒，改变习惯，健康就变得轻而易举，并且你会越来越喜欢去执行，因为身体已经给你最直接的答案。

五大养生要诀

每天保持3次大便

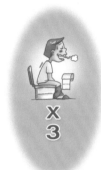

每天至少喝3杯蔬果汁，多喝干净的水

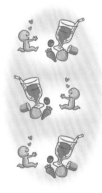

每天晒阳光30分钟

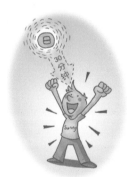

适当休息，定时运动

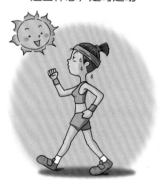

心中有爱

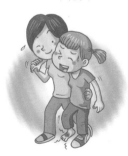

第一部分

健康的关键
免疫和自愈系统是世上最好的医生

第二部分

救命的饮食
植物生化素是抗癌抗病养生专家

第三部分

吴医师的健康生活处方
改善体质，从生机饮食开始

第四部分

吴医师的抗癌抗病处方
重拾健康，从这杯养生蔬果汁开始

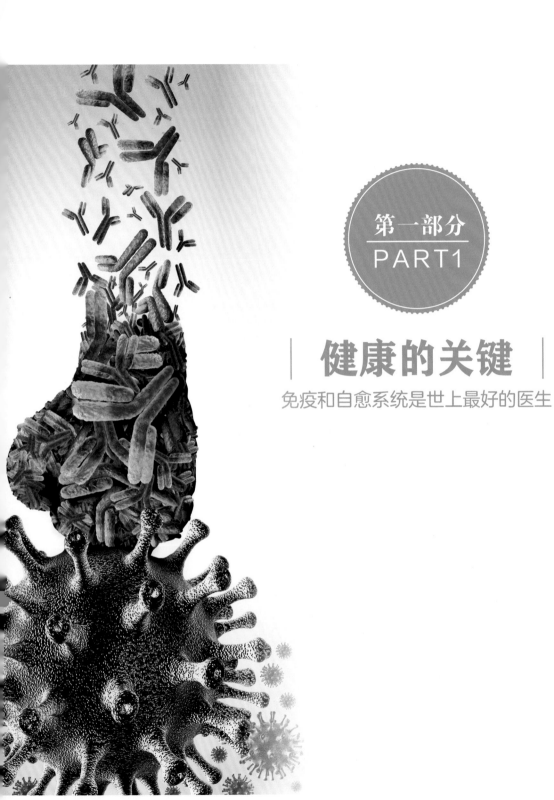

健康的关键

免疫和自愈系统是世上最好的医生

免疫系统中的专业细胞，就像一支训练有素的军队，

时刻不停地巡逻身体每一个角落，

寻找入侵的致癌敌人并消灭他们。

这些军队除了需要足够的军饷——植物生化素，

来供应免疫和自愈系统，

也必须配合身体内的生物钟，

以及不同血型的饮食需求，

才不会影响正常的运作，

进而拥有真正的健康。

拥有强健的免疫和自愈系统，才能杜绝癌症

我经常飞往世界各地进行演讲，一开场总是直言不讳地告诉大家："我虽然身为一位医生，却曾在事业、家庭都渐趋稳定的壮年时罹患肺癌，被医生宣告只剩下短短几个月的生命。而现在，我却站在这里和大家分享健康的观念。"

也许你心里会嘀咕着：那只是你很幸运罢了！其实不然，我们每一个人都可以从癌症中获得新生，原因就在于每个人的身体里都存在少量的"原癌基因"（Proto-oncogen）！

随着医学科技的日新月异，我们对外界致癌、促癌因素以及肿瘤遗传因素有了更多了解。肿瘤的发生是多种基因联合、循序发生变异的结果，其中包括原癌基因和抑癌基因。正常的细胞中其实存在着大量"原癌基因"，它们不仅没有参与肿瘤的发生，还在细胞增殖和分化过程中扮演调控者的角色，尤其在胚胎发育时期，更是不可或缺的基因；只有当原癌基因发生结构突变，造成正常的生物学功能紊乱时，才变成真正的"癌"基因，从而在肿瘤的发生、发展过程中发挥作用。

除了原癌基因外，另一类基因具有抑制肿瘤恶性增殖的功能，称作"抑癌基因"。原癌基因和抑癌基因平时维持着平衡，但在致癌的种种因素作用下，原癌基因的力量会逐渐壮大，而抑癌基因的力量会减小。也就是说，在恶性肿瘤细胞中，抑癌基因由于种种原因失去了抑癌功能，导致细胞无休止地生长，人体的健康因此失去平衡。

进一步说，癌细胞原本是正常的细胞，因为先天基因不良，或后天环境失调，而突变成坏细胞。患癌症的主因，就是控制这些坏细胞的免疫系统和修补坏细胞的自愈系统失常或衰退，造成癌细胞大量增生。

目前已经发现的原癌基因和抑癌基因不下数十种。它们为解释肿瘤的发生提供了重要依据，而且可以通过检测这些基因的异常，来早期预测和预防某些肿瘤的发生。

癌细胞只会不断增生，不会自然死亡

一般来说，突变细胞会脱离正轨，自行设定增殖速度，当数目累积到10亿以上，我们才会察觉到。也就是说，癌细胞是按指数级增殖，1个变2个，2个变4个，4个变16个，16个变256个，以此类推。比如胃癌、肠癌、肝癌、胰腺癌、食管癌的癌细胞增殖时间平均是33天，乳腺癌细胞增殖时间是40多天。由于癌细胞不断倍增，癌症越往晚期进展得越快。

癌症病变的基本单位是癌细胞，它不会自然死亡，只会不断增生。一般的人体细胞老化死亡后，会有新生细胞取代，以维持身体各种功能的运作，但癌细胞的增生却如同无穷无尽的数字。癌症患者体内的营养素因而被迅速大量地消耗，使其容易感到疲倦、虚弱。

不仅如此，癌细胞同时还会释放多种毒素，如果发现和治疗不及时，便会转移到全身各处生长繁殖，最后导致消瘦、无力、贫血、食欲不振、呕吐、发热、脏器功能受损等情形。因此，只有强健我们的免疫系统，让体内好细胞与坏细胞保持平衡状态，才能不让原癌基因的力量壮大。

为什么我一上来先讨论癌症这个议题呢？因为其他慢性病，就算不改变日常饮食习惯，仍可靠药物控制来维持身体的运作；唯独癌症，就算做完传统医学中3种最有效、破坏力最强的疗法，也不敢保证完全消灭癌细胞。

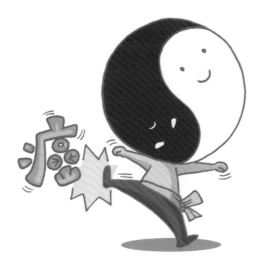

▲ 癌细胞原本是正常细胞，只有强健细胞的能量，才能降低原癌基因的力量

　　以我个人为例：当初被宣布是末期肺癌的那一刻，真是晴天霹雳，心里埋怨着为何这么倒霉！但当下定决心，要彻底改变日常生活方式，天天吃营养丰富的蔬果，改变饮食习惯并适量运动，我最终改善了身体状况，重拾健康。

　　为什么会这么神奇呢？因为我们身体内有一套完整的免疫系统和自愈系统，来保护我们的生命！

身体保卫军队：免疫系统

　　了解了免疫系统的重要性，接下来认识一下何谓免疫系统。

　　免疫系统是从自身的细胞或组织中辨识出非自体物质（各种外来的细菌、霉菌、病毒），进而将其消灭、排出的整体细胞反应的统称。人体免疫系统的基本组合可以分为两部分——先天免疫（Innate Immunity）和后天免疫（Acquired Immunity），见下表。

免疫系统

先天免疫	后天免疫
也称非特异性免疫。包括皮肤、黏膜，体液中的杀菌物质和吞噬细胞，如脂肪酸、胃酸、血液中的细胞间素（Interleukin）以及干扰素（Interferon）。先天免疫能自动地打垮软弱的入侵敌人	也称特异性免疫。包括免疫器官和免疫细胞，如白细胞进入胸腺、甲状腺、脾脏、肝脏，特别训练出的十几种不同功能的免疫细胞单位

进一步来说，每个单位都有其各自的任务，最主要的五种保卫身体的细胞为：巨噬细胞（Macrophage cells）、自然杀手细胞（Natural killer cells）、B细胞（B cells）、调节性T细胞（Killer T-Cells）和辅助性T细胞（Helper T-Cells）。

免疫系统中的专业细胞就像一支训练有素的军队，时时刻刻不遗余力、不曾停歇地巡逻身体每一个角落，寻找入侵的敌人——细菌、病毒、霉菌等，并且消灭它们。这些军队需要足够的军饷来维持力量，包括蛋白质、矿物质、基本油酸、维生素、酶素、氨基酸、微量矿物质等。为了能有效作战，军队同时也需要军火，而食物里的植物生化素，如类黄酮素、多酚类、多糖、花青素等，就是消灭敌人、保卫身体的强力武器。

免疫系统的军队有2/3驻扎在消化器官内外，1/3沿着血液和淋巴液的循环巡视身体内其他器官，保护各个细胞膜免受敌人攻击。免疫系统的军队一般不会越过细胞膜，伤害胞内物质，只会把出轨异变的细胞，如癌细胞，当作外敌吞噬、消灭。当然也有例外，如风湿病、关节炎、红斑狼疮、多发性硬化等，是免疫系统的军队发生错误进入细胞之内，攻打自体的细胞而产生的病症，统称为自体免疫病症。

人体的每个细胞内都有完整的防卫系统。第一阶段酶素，将进入细胞内的有毒物质化解为无害物质；第二阶段酶素，也是通过吸收足够的营养，包括植物生化素来发动攻势，将入侵的致癌毒素分化消灭掉。如果我们身体有足够的营养和植物生化素来供应免疫系统和自愈系统，并将多余的送进每个细胞内，就会开启每一个细胞内在的自卫系统。我们将拥有永久不被破坏的细胞，也就是细胞不会病变成癌细胞。

抗癌养生从搭配生物钟做起

免疫和自愈系统固然重要，但要想高效运作，还需遵循生物的自然节律。

因此，除了给身体和每个细胞提供最好的营养，包括碳水化合物、蛋白质、氨基酸、脂肪、基本油酸、维生素、酶素、矿物质、微量元素及植物生化素，还需要配合人体的生物钟来进食和作息，才能真正获得健康！接下来分享几则我诊疗过的患者的例子。

曾经有位病人来健康咨询，一坐下来就对我诉苦："我常感觉头晕，看了许多次家庭医生，也吃了很多药，却都没有好；于是我的朋友建议我来找你，他告诉我你只要一看病人的左脚，就知道生病的原因。请告诉我，为什么我会经常头晕呢？"我请他脱下左脚的鞋子和袜子，然后问他："你为什么不吃早餐呢？"

他吓了一跳，回答说："因为胃口不好，所以不想吃。"

我接着再问他："你的口里是不是常常觉得苦苦的，嘴巴的气味也很重呢？"

他用力地点头，连声说："是，是，你怎么知道呢？我都没有说，真是太神奇了！"

我又问："你是不是晚上也很晚才吃饭？"

他不好意思地说："对！我通常晚上9点左右回家，洗好澡后才吃晚餐，吃完过不了多久，就累得想上床睡觉……"

于是我对他说："原因全出在你吃东西的时间不对，我建议你早上要喝些新鲜蔬果汁，中午吃些蔬菜沙拉，晚餐则应该在6点或7点吃，这样持续3~4个月后，相信你的头晕及其他毛病就会好转……"

4个月后，这位先生打电话给我，对我说："吴医生，你真是神医，我的症状改善了，不但不再头晕，而且变得精神百倍，真是太感谢您了！"

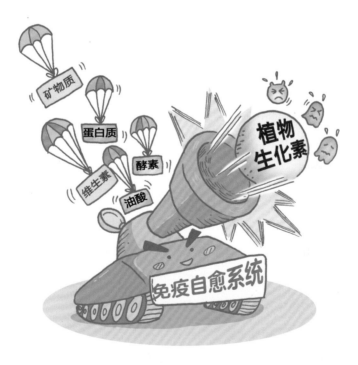

▲ 植物生化素的免疫军队

这个例子中，病人本身就有头晕的毛病，进食时间还不对，身体无法在对的时间吸收营养。长期缺乏该有的营养，病症自然出现，如果放任不管，不好好地进行调理，久了就会生大病。

人体内存在一个时钟，叫作"生物钟"。生物钟受大脑中枢分泌的激素控制。当身体需要食物时，大脑会传递饥饿信号，人就想吃东西；当身体疲劳时，大脑就分泌血清素[1]，让人想睡觉；天亮唤醒人起床，天黑让人自动就寝休息。身体的一切运作都由生物钟控制着，分毫不差。

如果我们的生活作息完全依照生物钟运转，自然健康无病痛；若不遵照生物钟的指示运转，身体器官就会慢慢失去平衡，废物毒素累积在体内无法排出，导致生病。

在对的时间，用对的方法吃对的食物

要想有健康的身体，饮食必须配合人体生物钟的3个阶段。早餐吃富含膳食纤维的蔬菜、水果，午餐吃得营养丰富，晚餐则应早吃且不宜过饱，如此才是正确的饮食原则。

此外，还要特别注意，晚上10点至凌晨2点为黑激素[2]（Melatonin）指挥自愈系统修复的巅峰时间，因此此阶段最好进入熟睡状态。另外，晚上吃夜宵是最不健康的饮食方式，也应尽量避免。

---

[1] 血清素，可增加睡意的神经传导介质。我们吃饱后会睡意较浓，就是因为血液中的碳水化合物，如葡萄糖，可加速氨基酸之一的色氨酸从血液进入脑部，进而转化为血清素。

[2] 黑激素是脑部松果体所分泌的一种激素，在1958年首先从牛的松果体提取物中分离出来。一般将"Melatonin"译成褪黑激素，这是错的，因为这是天黑后才会产生的激素，所以应该叫黑激素，而不是褪黑激素。目前已知它能促进睡眠、调节昼夜韵律、影响情绪、抗氧化、清除自由基，还可以促使T淋巴细胞合成，并放出细胞介质使身体免疫力增强，以及有抗癌作用。

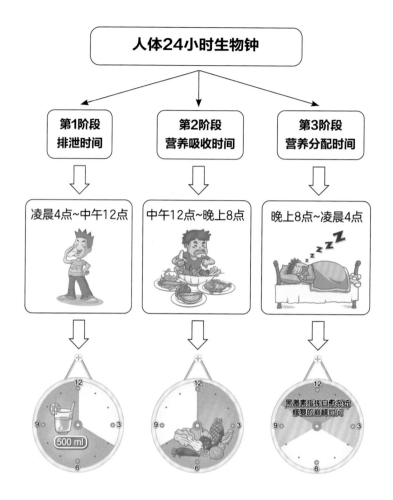

生物钟第一阶段：排泄时间

凌晨4点到中午12点，是身体的排泄时间。这期间早餐建议多吃新鲜蔬菜、水果，让蔬果中的膳食纤维来帮助消化器官和各细胞、组织排出多余的毒素。

如果怕膳食纤维摄取不足，可以将蔬果搅打成一杯500毫升的高纤蔬果汁[1]。

---

[1] 蔬果汁建议用 2200 W 以上的果汁机来打，因为功率够大，才能将膳食纤维打到比细胞还细小的程度，让植物生化素足以释放出来，供应人体免疫和自愈系统粮食。

让蔬果汁中的细碎膳食纤维和植物生化素来动工，也能帮助每个细胞排毒和提供丰富的营养。

另一个要点是，因为每天食用3餐，最好能保持3次排便量。最好在12点前就有2次排便，另外1次在下午或睡前都可以。这样才能将大肠清理干净，而不是变成累积废物的垃圾场或化粪池。

生物钟第一阶段（凌晨4点～中午12点）

关键1

喝1大杯500 ml高纤蔬果汁，每喝一口都细嚼10下再咽下

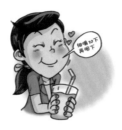

关键2

保持3次排便量，最好上午2次

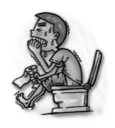

贴士1

如果初期无法达到一天3次排便，可在早餐中加1大匙纤维粉[1]（可从少量开始慢慢加量，至有3次排便为止）

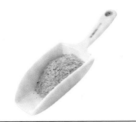

贴士2

在早餐和晚餐前30分钟，可先服用3粒益生菌胶囊（在有机店或健康食品店购买，内含多种优质的益菌），促进清毒

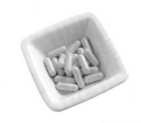

---

[1]　纤维粉，可帮助排便，一般药妆店或大型卖场都有售卖，购买时不必特别挑选品牌，只要全天然，无添加任何化学调味物就可以。

我们的消化系统每天繁殖着100兆（10万亿）的益菌与坏菌，累积在肠子内重达1.5~2千克。益菌附着在食道的黏膜细胞上，不让坏菌穿过黏膜细胞入侵身体，彼此相生相克以保持平衡。

现代人一天只维持1次排便，有的人甚至好几天才排1次，而每次排便多为3天前的食物残渣。当废物在体内停留时间过长，随着血液循环会污染血液，增加肝脏和肾脏负荷，长久下来就会导致大肠内长出息肉，以及增加罹患肠癌的概率。

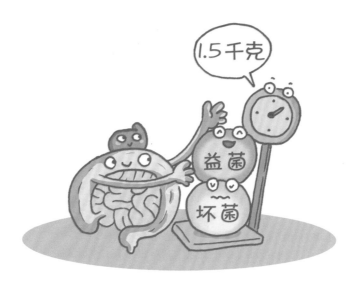

▲ 大肠每天繁殖的益菌和坏菌重达1.5~2千克

我曾经看过一位大肠长息肉的太太，她因为不想开刀切除息肉而来找我。我请她脱掉左脚的鞋子和袜子，然后问她："你的排便状况怎么样啊？"

她吓了一跳，不好意思地回答我说："好得不得了，算是很正常也很准时，每个星期五9点钟一到，就一定要去……"

我的天啊，一个星期才排1次大便，肠子内当然会长息肉！如果继续这样下去，恐怕会得肠癌！

于是我对她说："每个人一天必须有3次排便，才能彻底将大肠内的废物清除。所以每天要多吃蔬菜、水果，或者用2200 W以上的强力蔬果机打蔬果汁来喝，一天最好能喝上4杯或更多。"

此外，我也建议她到有机店或健康食品店去买1罐纤维粉，搭配食用。方法为将1大匙纤维粉加入1杯水或蔬果汁里，再加1大匙椰子油和1大匙橄榄油[1]，混合好后立刻喝下，一天饮用3次。同时维持每天6~8杯的喝水量，喝的时候要一口一口慢慢地喝，好让一天务必有3次排便才行。

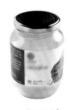

▲ 椰子油

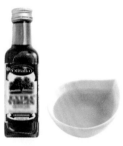

▲ 橄榄油

如果照此方法做，还是没有达到3次排便，可以将纤维粉增加到1大匙半或2~3大匙的量，慢慢地累加至排便3次为止。此外，在早餐和晚餐前30分钟，应先服用3粒益生菌，来增加大肠内的益菌数量。3~4个月后，再去检查大肠息肉，应该有所改善。

3个多月后，这位太太来电给我说："吴医生，我又去做了大肠息肉检查，医生说大肠息肉不见了，现在不必开刀了，我真是太高兴了！"

---

[1] 油脂分为饱和脂肪酸、单元不饱和脂肪酸和多元不饱和脂肪酸。饱和脂肪酸多属于长链脂肪酸，经由胃液、胆汁分化成油酸后进入血管，容易造成血管阻塞。椰子油虽然是饱和脂肪，但主要成分是中链的甘油三酯，不会进入血管增加胆固醇，同时防治多种疾病，能增强人体免疫系统。橄榄油属于单元不饱和脂肪酸，富含维生素A、维生素D、维生素E、维生素K和磷脂酸等成分，对心脏及血液循环系统有很大的帮助，能降低胆固醇、预防心脏病和动脉硬化。

这是因为蔬果汁的纤维被2200 W以上的蔬果机打得很细碎，释放出植物生化素可供应大肠内的免疫军队（淋巴细胞和巨噬细胞）将息肉吞食。

大肠息肉案例的饮食参考

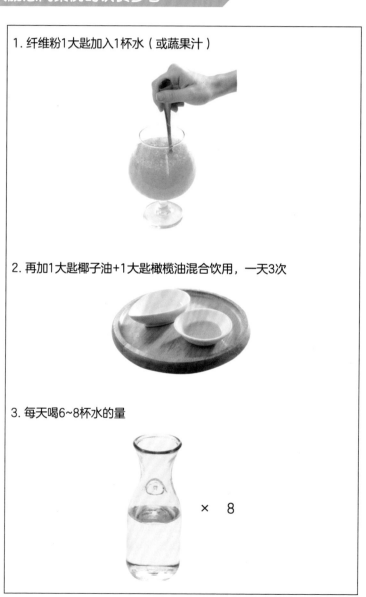

1. 纤维粉1大匙加入1杯水（或蔬果汁）

2. 再加1大匙椰子油+1大匙橄榄油混合饮用，一天3次

3. 每天喝6~8杯水的量

× 8

生物钟第二阶段：营养吸收时间

中午12点到晚上8点，是身体吸收营养时间，也是午餐和晚餐的时间。很多人以为早餐是一天中最重要的一餐，这观念其实不正确，从身体的生物钟来说，午餐时间是身体吸收营养的时间，所以午餐才是一天中最重要的一餐。

午餐：一天中最重要的一餐

经过了早上的清肠、排毒阶段，到了中午，细胞开始需要吸收充足的营养。建议这段时间还是以吃大量的蔬菜、水果为主，配以新鲜的调味香菜和香料，外加一些海鲜类。

我通常会在午餐前1小时先喝1杯蔬果汁，然后吃1大盘各种颜色的生蔬菜沙拉，内容包括胡萝卜丝、白萝卜丝、甜菜根丝、番茄切片或樱桃番茄、少量的西芹切片、玉米粒、嫩菠菜叶、紫甘蓝丝、苜蓿芽或红苜蓿芽等微发芽的豆类。其中再加入1~2大匙亚麻籽粉、1~2大匙芝麻粉、1/4小匙肉桂粉或小茴香粉或丁香粉，以及姜丝、蒜片、切碎的香菜、九层塔、少许切碎的薄荷叶或迷迭香，最后再加入1大匙橄榄油、1大匙椰子油、柠檬汁或有机醋、少许海盐或酱油。如果喜欢，还可再加入些蓝莓、枸杞子以及任何自己喜爱的莓果或水果切片。

除了蔬菜、水果，在蛋白质部分，可加1~2条沙丁鱼或30克蒸鲑鱼或生鲑鱼片（鱼类生食一定要加芥末，以达到杀菌作用），或1个全熟的水煮蛋。相信这样一份午餐的内容和分量，不仅能够饱腹而且营养充足，很值得大家参考！

值得一提的是，在海鲜的选择上，最好能以零污染为原则。从重金属含量来说，挑选深水鱼好过浅水鱼，龙虾好过普通虾。例如，沙丁鱼是所有深水鱼中最好的一种，富含Omega-3和核糖核酸（RNA）。虽然不鼓励吃加工食品，但唯一例外的是不含番茄的罐头沙丁鱼。因为番茄会吸收罐头金属毒，所以可以选择水煮沙丁鱼罐头，配合大量蔬菜、水果来当作午餐。

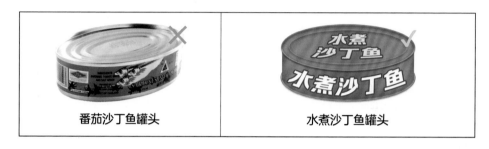

| 番茄沙丁鱼罐头 | 水煮沙丁鱼罐头 |

生物钟第二阶段（中午12点～晚上8点）

1. 午餐前1小时先喝1杯蔬果汁

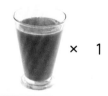

× 1

2. 午餐吃1大盘各种颜色的蔬菜沙拉，搭配亚麻籽粉、芝麻粉、肉桂粉、丁香粉、姜丝（或蒜片）、碎香菜（或九层塔）、少许碎薄荷叶（或迷迭香）、橄榄油（或椰子油）、柠檬汁（或有机醋）、海盐（或酱油）

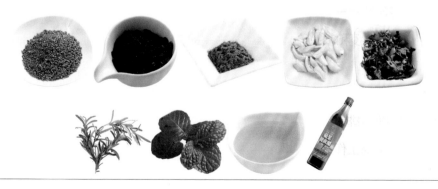

3. 可加上沙丁鱼（或蒸鲑鱼或生鲑鱼片）约30克，或1个全熟的水煮蛋

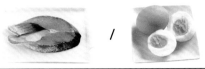

晚餐：尽量不要吃肉类

晚餐接近分配营养和修复的时间，因此建议尽量安排在晚上6点进食，最晚7点前能够吃完。晚餐前1小时建议先饮用1～2杯蔬果汁，再吃1小盘加了姜、蒜蓉的蔬菜沙拉，以及煮熟的五谷和微发芽的豆饭。在烹煮食物时，应尽量避免煎、炸、炒、烤等方式。

晚上请尽量不要吃肉类，因为肉类的氨基酸会影响睡眠。且所吃的五谷米和豆类已含有很高分量的色氨酸，有加速睡眠功效，如果又吃了肉类，反而相互干扰。

生物钟第三阶段：营养分配及修护时间

晚上8点到凌晨4点，肝脏经过吸收、储存营养，开始分配营养到各器官，并将各器官一天消耗的能量平衡回来。尤其是晚上10点到凌晨2点，是黑激素指挥免疫和自愈系统修复的巅峰时间，可以说是黄金睡眠时间。

如果三餐吃了足够的植物生化素，就能供给免疫系统充分的粮饷，来开始每日的排毒作战，并供给自愈系统开始每日的修复。要知道，植物生化素乃是开启细胞排毒第一和第二阶段的钥匙，使细胞内的新陈代谢功能正常，确保免疫系统工作的健全、完整，使我们能保持青春体态。所以，如果没有补充足够的植物生化素，就算每天多早睡觉也没用，因为免疫系统和自愈系

统绝不能发挥它们全面的功能。

睡眠休息时，最好关掉房间内的灯光

免疫系统于每晚10点至凌晨2点在全身上下进行修复和排毒工作。免疫系统和自愈系统会在这时候充电，让能量加倍，好执行任务打败敌人和修复创伤。

在修复时间[1]内，人的眼睛要闭起来，要完全静止，且房间内要保持黑暗，不能有光。所以当自愈系统进行修复时，最好熄掉房间内的灯。在美国，曾有人做了一次实验，当一个人在晚上10点至凌晨2点入睡时，亮晃晃地开着房间的灯，经过医疗仪器检测，自愈系统修复的工作几乎等于零，而免疫系统的工作也下降至最低点。

所以说要想消除疲劳、得到健康，千万不可支取身体的修复时间。只要过了10点到凌晨2点还没熟睡，就算睡眠的时间再长，得到的修复也只有一点点，被破坏的细胞还是无法被修补回来，而入侵的敌人也有机会在身体内扎根。

---

[1] 婴儿及孩童睡觉时，最好帮他们戴上帽子（请父母选用认为没有危险性、舒适的帽子）。戴帽子不是为保暖，而是保持松果体的阴暗，提早婴儿及孩童免疫系统的修复时间。

生物钟第三阶段（晚上8点～凌晨4点）

1. 黄金睡眠时间（晚上10点～凌晨2点）是黑激素指挥免疫和自愈系统修复的巅峰时间，此时要进入熟睡状态

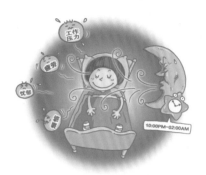

2. 进入睡眠休息时，必须关掉房间内的灯光，保持黑暗

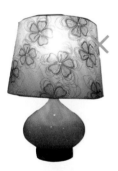

3. 身体免疫系统的修复，是靠百会穴下方的松果体分泌出的黑激素

血型决定你吃什么最健康

我们已经说过，要有强壮完美的免疫和自愈系统，要供应齐全均衡的碳水化合物、蛋白质、氨基酸、脂肪、油酸、酶素、维生素、矿物质、微量元素及植物生化素等。但每种营养素或多或少，也会影响免疫和自愈系统的运作。有些人需要多些蛋白质，有些人却是需要少点蛋白质，才能让身体保持健康。

举例来说，某人的身体需要很多蛋白质和少量的脂肪，但他的观念却认为："要拥有健康，就要营养均衡，什么食物都要吃。"于是便可能吃进去同量的蛋白质和脂肪。而由于身体没有足够的蛋白质，就绝不会制造出适量的免疫细胞，且过多的脂肪反而让免疫细胞的运行变得缓慢。

所以某种营养过多可能对某些人的健康有帮助，但相对也会影响另一些人的健康。也就是说，每个人有个别的营养需求，不能一概而论！所谓"均衡的营养"，是根据每个人身体的需要，而不是每个人都要吃同量的营养。

为什么这么说？这其实和血型有关，因为要想有真正的健康，拥有强壮的免疫和自愈系统，我们就必须吃自己血型所需要的营养。

血型来自食物的遗传和遗传因子，与人体的免疫和自愈系统可谓息息相关。根据医学统计证实，血型和疾病之间有密不可分的关联。婴孩在成为受精卵的那一刹那已定下血型，一般是遗传自父亲或母亲的血型（如A型、O型和B型），或是父母的合体血型（如AB型）。如果父亲是A型、母亲是B型，孩子可能是A型或B型或AB型，都属常规，但根据我的经验，孩子也有可能是O型。

血型不仅影响人的性格，也决定人吃什么才健康，吃错了就可能生病。所以要想有健康的身体、强壮的免疫以及自愈系统，就要吃对适合自己血型的食物。

相信通过以上说明，大家对饮食和血型间的关联性有了初步的认识。下面我将介绍一下A型、O型、B型及AB型4种血型的人容易罹患的疾病，分别给出一个个案分析，并且在饮食方面提出适当的建议，供大家参考。

血型和饮食性格

A型血	根据《圣经》上说，神创造了第一位人类亚当后，对他说："地上有种子的花、草、蔬菜和树上有种子的水果都是你的食物。"可以猜想出人类始祖的饮食以素食为生，是属于吃蔬果的血型
	属于偏碱性的身体，性格保守、稳重、懂得节制
O型血	在一次大水患后（中国也有大禹治水的记载），人类无法吃到蔬果，只能在高山上打猎和采集。肉类使血液过酸，为了适应新的身体环境，人类由A型转变为O型，是属于吃肉的血型
	身体较酸性，性格比较粗暴、豪爽、易怒和好动
B型血	大水退后，人类将驯服的野兽带下山饲养在草原上。人类也开始耕种五谷，懂得交换货物和做生意，从而有机会吃到各式各样的食物。因此食物较均衡，人类的血型又转变为B型
	个性较中和，性格随和，人缘好，外交好
AB型血	因为人类贸易往来，A型、O型、B型开始通婚，带来了AB型。AB型很不稳定，随时会在下一代转回A型或B型或O型
	性格不稳定，有时稳重有时易怒，有时随和，但很以自我为中心

A型血：避免奶制品和肉类

经医学统计，A型血的人较容易罹患的疾病包括葡萄球菌化脓感染、沙门氏菌病、结核病、白喉、痢疾、流行性感冒、动脉粥样硬化、风湿病、心肌梗死、癫痫、慢性酒精中毒等。

研究证实，A型血与某些消化道癌症，如舌癌、胃癌、食管癌等有着密切关系。尤其是胃癌罹患率明显居高，且病变多发生在胃窦部。

饮食注意事项

A型血的人应该尽量避免食用奶类制品，以及减少通过煎、炸、炒、烤等方式烹煮的食品。如果天天吃大鱼大肉，会导致消化不良，妨碍器官正常运作，还容易罹患血栓、心脏病、脑瘤、中风、便秘、皮肤病与癌症。

A型血的人饮食比例，建议采取55%的各类蔬菜，20%的水果，20%的五谷类、豆类、坚果类（豆类需待其发芽后再食用较好），5%的蛋或海鲜（当日若吃了蛋，避免再吃海鲜，反之亦然）。

A型血的饮食建议

饮食分配的黄金比例	55%蔬菜 + 20%五谷、豆类、坚果 + 20%水果 + 5%蛋或海鲜 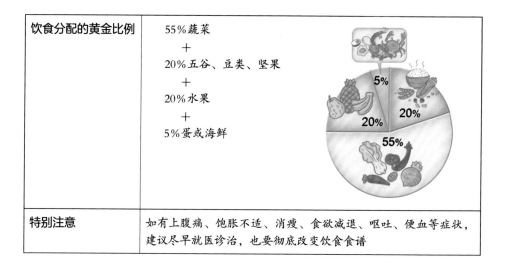
特别注意	如有上腹痛、饱胀不适、消瘦、食欲减退、呕吐、便血等症状，建议尽早就医诊治，也要彻底改变饮食食谱

运动注意事项

除了饮食之外，A型血的人不适合做剧烈运动，建议选择瑜伽、太极等运动，常常静坐、祈祷、冥想，使心静气和，借此来保健身心。

A型案例

记得有一年我到欧洲比利时演讲，会后有一位说法语的比利时人来找我。他一坐下来就对我抱怨："你好，吴医生！我开了一间武术馆，教少林拳法、刀法、枪法及太极拳。我平常很注重健康，所以天天保持吃牛排，喝一杯牛奶还有奶酪，也会将奶油涂在全麦面包上一块吃，同时不忘记吃蔬菜、水果，每天饮用1小杯红酒和8杯矿泉水，我不吃煎、炸的食物，也不吃冰激凌。我一向自认为在运动和食物摄取上都很健康，但却做了两次心脏手术，现在必须天天口服心脏药物和降胆固醇药。请问为什么会这样呢？"

于是我请他脱掉左脚的鞋子和袜子，然后对他说："这和你的血型有关系！你是不是A型的人呢？"他点了点头。

我看他吃惊又疑惑的样子，便进一步解释给他听："饮食和血型其实关系重大！首先，A型的人不能吃有肉类和奶类的食物，你却天天这样吃；其次，A型的人不能喝含有酒精成分的饮料，你却天天喝一小杯红酒；再次，A型的人也不能做剧烈运动，你却天天练少林刀枪，这些都是错误的。你的身体之所以会生病，就是身体不需要的东西，你却天天吃；身体需要的东西，你又不吃或吃不够，于是便生病了，原因就是这么简单！"

听完了我的解释，他仍然不太相信，于是我又说："我知道你是注意健康的人，而且教武术就应该更健康才对。然而每天耍刀弄枪有什么用呢？如果还是不能避免生重病，练来做什么？希望你愿意照着我的建议，彻底执行3～4个月，相信就会有奇迹出现，可能到时候你的医生也会建议你停止服药。"

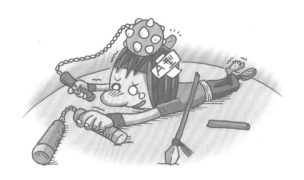

▲ A型血的人不适合做剧烈运动

我又非常仔细地叮嘱他，要他去买1台2200 W的强力蔬果机，并根据下列食谱，天天打蔬果汁来饮用。

❖ 蔬果汁材料：用番茄2个、猕猴桃适量（或任何自己喜欢的水果）、胡萝卜1根、中型甜菜根1个、西芹2根、玉米1根、姜数片、朝天椒1根（怕辣的人可以不加）、大蒜1瓣、香菜4根、欧芹4根、亚麻籽2大匙、芝麻（黑、白皆可）2大匙、卵磷脂3小匙、蜂花粉2小匙、海盐1/2小匙、绿藻20粒、辅酶Q10 3粒、纯净水或活性水2杯。

所有材料清洗后，分切成块；将除卵磷脂以外的材料放进蔬果机内，搅打成浓度如浆糊般的蔬果汁后，再放入卵磷脂，低速打10秒，即可一天三餐饮用。

至于三餐的饮食内容和方式，我也一一告诉他，请他务必记下来，并且照做。

❖ 早餐：2杯蔬果汁。

❖ 午餐：把蔬果汁的材料，做成1大盘沙拉，并加入少许的醋和柠檬汁、1大匙橄榄油和1大匙椰子油，也可以加入2条水煮沙丁鱼，或30克清蒸鲑鱼或1个全熟的水煮蛋。不过鱼和蛋不能同时吃，只能选择一样，避免过多的动物性蛋白质。

❖ 晚餐：把蔬果汁的材料减少些，做成1小盘沙拉，不要鱼和鸡蛋；吃完沙拉后，可以用发芽的豆类，加1把糙米、6～7瓣大蒜和1小块姜，煮成糙米饭来吃。

过了三四个月，有一天我接到一个越洋电话，电话那头传来异常欣喜的声音说："吴医生，你还记得我吗？我是比利时的马可，我半信半疑地照着你的食谱吃了三四个月，胸部的疼痛竟然不见了，胆固醇也下降到5.04 mmol/L。现在我的医生真的如你所预料，建议我停药；而且我现在只教太极拳，放弃那些刀剑武术，不仅身体变健康了，精神也变得非常好！我会继续吃你教的食谱……"

A型健康饮食参考

蛋类	最好吃有机的蛋。以全熟水煮蛋、蒸蛋及蛋花等煮法较佳。避免吃煎、炸、炒的蛋	五谷杂粮类	吃天然、整体（未经加工只去壳的）的荞麦或糙米
海鲜类	每星期可以吃两次鱼。避免吃虾、螃蟹及贝类	蔬菜	大量地吃各种颜色的蔬菜
肉类	每星期只能吃一次少量的肉（种类不限），清蒸或水煮皆可	豆类	可以吃各种发芽的豆类，也可以吃四季豆等豆荚类
油脂类	最好选用初榨橄榄油和椰子油，添加在蔬菜沙拉中	坚果类	每天宜吃半杯不同种类的生核桃、南瓜子、杏仁、葵花子等

续表

奶类	可以喝坚果奶或豆浆。避免一切牛乳制品	水果类	应尽量挑选酸中带甜的水果（如：猕猴桃、百香果、葡萄柚等）
饮品类	应喝纯净水或活性水		

五谷指稻（稻米、糙米）、黍（黄米、玉米）、稷（小米）、麦（小麦、大麦、荞麦、燕麦等）、菽（豆类，如红豆、绿豆、大豆等）。杂粮指除水稻、小麦之外的杂食，如南瓜子、核桃、薏仁等。

五谷杂粮的结构可分成4部分，即谷皮、胚芽、糊粉层和胚乳。谷皮的主要成分为纤维质，适度的纤维素可保持肠道蠕动，避免便秘和大肠癌等疾病。胚芽所含的营养素种类颇多（如B族维生素、维生素E、蛋白质）。所谓的"米糠"乃谷皮、胚芽及糊粉层的混合物，所含脂质多为不饱和脂肪酸。

李时珍《本草纲目》说，谷有33种，豆有14种，总计47种。五谷养病、强身：稻米益气；小麦养心；大麦回乳；荞麦降压；燕麦净肠；高粱健胃；小米美白；黑米益寿；黑豆乌发。所以应当多食。

各种豆类在煮之前最好先泡水，像发绿豆芽一般让其发芽，以免吃了后引起胀气、风湿痛或关节炎。豆类泡水后会膨胀，使酵素活性化，蛋白质也会转变成活氨基酸，淀粉变成单糖，维生素增加数倍。所以豆类发芽后生食，不但营养丰富、容易消化，同时能量也最高。

O型血：不建议长期吃素

O型血的人较容易罹患的疾病包括胃溃疡和十二指肠疾病、肝硬化、胆囊炎、阑尾炎、支气管哮喘、脓肿等疾病。O型血型的人平常较不易生病，而且平均寿命也明显较其他血型的人长。

饮食注意事项

在饮食方面，O型血的人平时需吃少量的肉类。如果长期吃全素，身体没有办法吸收到免疫和自愈系统所需要的完整营养，反而容易生病。

O型血的人的饮食比例，建议采取75%的各式蔬菜，10%的水果，10%的肉类、海鲜及少量羊奶（非牛奶），还有5%的坚果种子和无壳坚果。

O型血的饮食建议

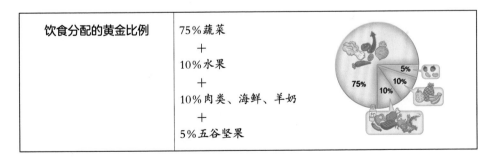

饮食分配的黄金比例	75%蔬菜 + 10%水果 + 10%肉类、海鲜、羊奶 + 5%五谷坚果	

运动注意事项

在运动方面，建议选择适合个人喜好的剧烈运动，以达到有氧效果，比如踢足球、快走、百米短跑等。

O型案例

我曾经到法国演讲时，遇到一位中国台湾地区来的高僧，信众带他来找我健康咨询。这位面容慈祥的师父告诉我，他常感觉心神疲倦。

于是我请他脱下左脚的鞋子和袜子，然后对他说："你的血压是不是偏低？"他面露赞叹地说："是的，你好厉害！一看就能知道。"

我接着又问他："师父的血型是O型吗？"

他更是惊讶："怎么你连血型也看得出来？对，我的血型是O型没错。"

然后我告诉他说："师父之所以经常感觉疲倦，那是因为你身体所需要的食物，你没有供应给它；而你身体不需要的食物，你却天天吃，这样自然就会生病，身体没有元气就跟着疲倦起来。"

其实O型的人需要吃肉类，不管是牛、羊、猪、鸡或鸡蛋都可以。但是因为宗教慈悲为怀的原因，出家人并不吃肉类，恰巧这位吃素的师父是O型的人，加上素食烹调不当而过于油腻，O型的人也不能吃，却偏偏得天天吃煎、炸、炒的食物。另外，O型的人也不能喝牛奶或吃乳制品，而这位师父却天天喝牛奶；还有O型的人每天需要做些剧烈运动，然而出家人大部分的时间都是坐着不动地诵经或静坐，造成血液循环不好，身体自然会感觉疲倦不堪！经过我的说明和建议，一星期后我和这位师父又见面，他马上双手合掌表达对我的感谢，并说他已感觉好多了。

O型健康饮食参考

蔬菜	可以吃各种颜色的蔬菜，并要大量摄食	五谷杂粮类	任何种类的五谷杂粮都可以，要用蒸或煮的方式。避免油炒
水果类	应尽量挑选酸中带甜的水果（如：猕猴桃、百香果、葡萄柚等）	豆类	可以吃发芽的各种豆类
肉类	每星期可吃3次全瘦的各种肉类，分量以不超过30克为宜	油脂类	少量。最好挑选有Omega的油，如橄榄油、亚麻籽油、椰子油、南瓜子油。每用掉一罐食用油，请替换不同的好油，帮助摄取人体不能合成的必需脂肪酸
海鲜类	每星期可吃3次的鱼、虾及螃蟹	坚果类	可以每天吃，种类越多越好，每次不宜超过半杯。不建议吃腰果、花生。可以多吃生的杏仁、南瓜子、核桃、松子
蛋类	每次限吃一颗有机鸡蛋。每星期不要吃超过两次蛋	奶类	不适合喝牛奶，所以要避免一切牛奶制品。每星期可喝一次羊奶（120毫升）。建议喝坚果奶，如杏仁打的奶、核桃打的奶或各类坚果打的奶，还有豆浆
饮品类	应喝纯净水或活性水		

注：1. 多元不饱和脂肪酸分为Omega-3多元不饱和脂肪酸和Omega-6多元不饱和脂肪酸。两者都是必需脂肪酸，人体不能合成，必须从食物中摄取。而且只有Omega-3多元不饱和脂肪酸含量高的食用油，才能改善细胞携氧能力、软化血管及降低血液黏滞度。Omega-3多元不饱和脂肪酸多含于亚麻籽、核桃、南瓜子中，Omega-6多元不饱和脂肪酸多含于玉米、葡萄籽及大多数的坚果中。

2. 有的养殖者对动物施打激素使其快速生长、防止生病，加上动物吃的饲料大多加了防腐剂。所以如果不选吃有机鸡蛋、有机肉类，容易不小心吃进对身体有害的东西。

B型血：避免鸡肉

B型血的人较容易罹患的疾病包括痢疾、流行性感冒、多发性硬化（MS）、红斑狼疮（Lupus）、骨病、泌尿系统疾病、生殖系统疾病、结核病、口腔癌、乳腺癌等。此外，B型血的人罹患白血病的比例也普遍高于其他血型的人。

饮食注意事项

B型血的人饮食比例建议为55%蔬菜类，10%水果类，15%根茎类，10%坚果杂粮，10%的蛋类和羊奶类及其制品。

B型血的饮食建议

饮食分配的黄金比例	55%蔬菜 ＋ 10%水果 ＋ 15%根茎类 ＋ 10%坚果杂粮 ＋ 10%蛋与羊奶	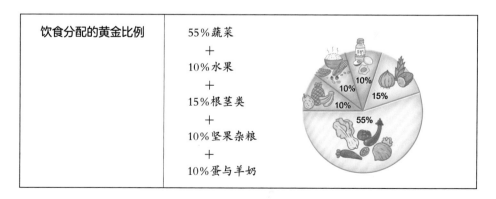

运动注意事项

在运动方面，建议采取中度运动，例如每天快步走30分钟，就很不错。

B型案例

记得我在泰国演讲的会后，有位坐着轮椅得了多发性硬化症（Multiple Sclerosis，简称MS）的女子来找我。据她说，20岁时走路经常跌倒，医生诊断后判为多发性硬化症，并说这个病只能用药物暂时控制，不可能治好，请她要有心理准备，发病到了一定程度，就要靠坐轮椅才能行动。

她痛苦地向我说："吴医生，我真的不想坐轮椅，我想要过正常的生活。希望你能教导我如何从饮食中获得新生，让我能重新站起来走路！"

看着她殷切的面容，我请她脱掉左脚的鞋子，一看就对她说："你知道你的血型吗？"她回答："知道，是B型。"

我说："难怪你会得这种病，B型的人是不能喝或吃任何牛奶类的食物，而你却天天喝牛奶、吃奶酪，还有冰激凌或奶油做的食物，加上你一定常喜欢吃炸鸡、烤牛肉，这些都是你不应该吃的。

"我建议你以后要完全避免一切煎、炸、炒方式所烹煮的食物，把牛奶和奶制品停掉，同时也暂时不要吃任何粉类制作的食物，像是面条、面包、饼干、甜点及汽水等；还有你一定要去买1台具有2200 W以上的蔬果机，来协助你的饮食。"

除此之外，我也告知她一个方便的蔬果汁食谱，希望她能彻底遵行。

❖ **蔬果汁材料：** 用番茄2个、菠萝或猕猴桃适量（或任何莓类）、胡萝卜1根、中型甜菜根1个、西芹2根、芦笋4根、1/2杯老椰子肉或椰奶4大匙、姜1小段、朝天椒1粒（怕辣的人可不加）、大蒜1瓣、香菜4根、欧芹4根、黑胡椒5粒、印度姜母粉（姜黄粉）1小匙、迷迭香少许、亚麻籽2大匙、芝麻（黑、白皆可）2大匙、卵磷脂3小匙、蜂花粉3小匙、海盐水1小匙、纯净水或活性水2杯。

然后把所有材料清洗后，分切成小块；将除了卵磷脂外的材料放进蔬果机内，搅打成浓度如浆糊般的蔬果汁后，再放入卵磷脂，低速打10秒，即可作为一日三餐饮用。每次喝2杯，一天可喝6杯。除了天天喝蔬果汁，我还要求她要保持天天有3次排便，如果没有的话，则可以添加一些纤维粉在蔬果汁里面，一同饮用。

当然我也不忘鼓励她："这是一种必须长期抗战的疾病，因此你千万不能灰心，要持续努力。这一切要看你的毅力和努力；请你一定每天要手扶着栏杆练习走路，或者躺在地上做车轮滚运动。"

B型健康饮食参考

蔬菜	不能只专吃一种蔬菜。要采取少量，但种类多元的吃法	五谷杂粮类	最好吃各式各样整体（未经加工去壳的）的五谷米
豆类	不可只偏吃一种。最好吃各种发过芽的豆类	坚果类	可以每天吃，且要吃各种类混合的坚果。每次不宜超过半杯

续表

水果类	所有水果都可食用	油脂类	少量。最好挑选有Omega的油（如橄榄油、亚麻籽油、小麦胚芽油、南瓜子油）。 每用掉一罐食用油，请替换不同的好油，来帮助摄取人体不能合成的必需脂肪酸
肉类	B型血的人不适合吃鸡肉。 每星期可吃2次肉，最好的选择是火鸡肉、羊肉	蛋类	最好吃有机的蛋。全熟水煮蛋、蒸蛋及蛋花等煮法较佳。 避免吃煎、炸、炒的蛋
海鲜类	每星期可吃2～3次的鱼。 避免吃贝类（除了田螺）、虾及螃蟹	奶类	避免一切牛奶类。 每星期喝3次羊奶（一次的分量为120毫升）。 可以喝坚果奶（如杏仁打的奶、核桃打的奶或各类坚果打的奶）
饮品类	喝纯净水或活性水		

AB型血：避免鸡肉、牛肉、猪肉

据统计，AB型血的人较容易罹患的疾病包括脓毒性感染、急性呼吸道疾病、病毒性肝炎和糖尿病等疾病。AB型血的人患精神分裂症风险比其他血型的人高3倍多，但AB型血的人在患结核病、妊娠贫血的比例上比其他血型的人低很多。

饮食注意事项

AB型血的人的食谱需个别设计，大体上可参照B型的饮食比例，建议采取55%的各式蔬菜，15%根茎类，5%的水果，15%的坚果杂粮，10%的蛋类和羊奶类。

AB型血的饮食建议

饮食分配的黄金比例	55%蔬菜 ＋ 5%水果 ＋ 15%根茎类 ＋ 15%坚果杂粮 ＋ 10%蛋与羊奶类	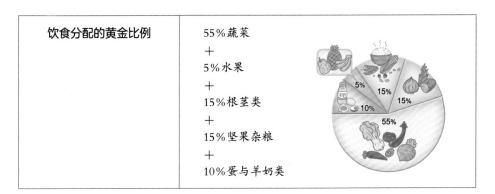

AB型健康饮食参考

蔬菜 	可以吃各种颜色的蔬菜，并最好能大量摄食	五谷杂粮类 	任何种类的五谷杂粮都可以，要用蒸、煮的方式

续表

豆类	可以吃少量发过芽的豆类，种类没有限制	油脂类	最好选用初榨橄榄油、亚麻油或椰子油。 不要经过加热烹调。 避免油炒
水果类	只适合吃少量水果，并以酸中带甜的水果为主	坚果类	可以每天吃，且要吃各种类混合的生坚果。 但每次不宜超过半杯
肉类	每星期可吃两次肉，最好的选择是火鸡肉和羊肉。 避免吃鸡肉、牛肉、猪肉、鸭肉、鹅肉	海鲜类	每个星期可吃两次各种种类的鱼。 避免吃贝类、虾及螃蟹
蛋类	最好吃有机的蛋。全熟水煮蛋、蒸蛋及蛋花等煮法较佳。 避免吃煎、炸、炒的蛋	奶类	避免一切牛奶类。 每星期喝一次羊奶（一次的分量为120毫升）。 可以喝坚果奶（如杏仁打的奶、核桃打的奶或各类坚果打的奶）
饮品类	应喝纯净水或活性水		

适时晒太阳，可增强人体免疫力

冬去春来的季节交替时，天气忽冷忽热。这种变化无常的天气，常常会加重人体免疫和自愈系统的负担，使其工作量倍增。此时免疫系统会疲于与各式各样的病毒、细菌、霉菌大战，效率自然大打折扣；而且自愈系统来不及修补，很多人因此在换季时染上感冒或流感。

令许多医学专家不解的是，在同样的环境中，为什么有些人似乎百病不侵，有些人却接二连三得病、元气大伤？起初，专家认为这和免疫系统的强弱有关。但若是如此，为什么容易感冒的人不会在春夏间生病呢？病菌并不会因为季节而减少，在各个季节都存在着。后来医学专家发现，在许多热带国家，流行性感冒的爆发最容易发生在雨季，也就是阳光较少的时候。换句话说，阳光的减少似乎与流感出现有显著的关系。人的皮肤在阳光下可以自然产生维生素D，冬天由于阳光减少，容易导致流行性感冒的传染，这时应大量补充维生素D。

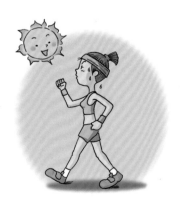

▲ 每天要在强阳光下快走，以修复身体损坏的细胞，帮助强化免疫力

什么是维生素D?

首先我们要了解，维生素D是一种脂溶性维生素，对维持人体钙、磷代谢平衡起着重要作用，但它又是一种比较特殊的维生素，因为人体自身可以合成，因其结构为类固醇衍生物，所以又被认为是一种激素。目前在市面上可以购买到两种维生素D，分别为维生素D_2与维生素D_3。

维生素D食物来源

维生素D_2	多存在于坚果、种子、胚芽、菇类、酵母及绿色蔬菜等植物中
维生素D_3	多存在于蛋黄、动物内脏与高脂肪的深水鱼中，如鲑鱼、沙丁鱼等鱼类

冬天容易缺乏维生素D，应适时补充

上述提到，冬天容易得流行性感冒，其实在其他科学家的研究报告中也得到了证实。加利福尼亚精神病专家卡耐尔医师（Dr. John Cannel）曾提出一个重要理论，流行性感冒与人体内维生素D含量下降有密切关系。卡耐尔医师认为维生素D对人体免疫系统有极大影响，健康的人也会缺乏维生素D，尤其是在冬天。

由于卡耐尔医师的大部分病患是非洲裔美国人，其天然的肤色会干扰太阳光产生天然的维生素D。加上无法经常晒太阳，卡耐尔医师怀疑他们血液中的维生素D含量不足，因而患上各种疾病。经过给他们进一步的血液化验，证实了卡耐尔医师的怀疑是正确的。于是他让一部分患者每天服用50微克维生素D_3。结果每天服用50微克维生素D_3的患者，比未服用的患者不易在冬天感冒；即使与感冒的患者接触，也没有被传染的迹象。

这个实验的成功，也让卡耐尔医师和家人决定，在寒冷的冬天一定要每天摄取125微克维生素D_3。他认为预防疾病最重要的并非服用防病毒的药物，而是多接触阳光。

阳光是所有动植物的生命来源之一。没有太阳的光能，植物就不能进行光合作用，提供氧气给动物呼吸；而太阳的热能，将海水蒸发升空，变成雨水滋润大地，提供植物所需的水分而得以生长，进而开花结果，喂养动物。

20世纪40年代前，人们整天在阳光下工作，很少有患皮肤癌，也很少有高胆固醇的问题。因为阳光中的紫外线能将胆固醇转变成维生素A，维生素A可以润泽皮肤，预防皮肤癌。此外，紫外线又可以将胆固醇转变成维生素D_3，维生素D_3不仅可以防癌，还对骨质疏松症有预防效果；另外紫外线会激发皮肤上的黑色素（Melanin），让皮肤变成棕褐色的健康肤色。阳光的紫外线可以将皮肤上的霉菌、细菌杀死，防止皮肤癌、皮肤癣等。

既然阳光的好处如此多，为什么现代人这么怕晒太阳，外出前一定要涂上一层防晒霜？那是因为太多的宣传告诉我们防晒的重要，但大家却忽略了，在皮肤上涂抹防晒霜在隔离紫外线的同时，却也可能令皮肤毛孔呼吸不畅，使维生素D合成受损，从而提升患皮肤癌的概率。同样，为什么现在有越来越多高胆固醇，越来越多骨质疏松症和越来越多流行性感冒？这大多是人们听信商业牟利的卖家的夸大宣传，把紫外线说成是最可怕的敌人，又说大气层中的臭氧层破了一个大洞，使得过强的紫外线造成皮肤癌。但我却天天都晒半小时正午的阳光，感受大自然的温暖。我衷心地请大家试试看，到户外去晒太阳吧！

晒太阳的最佳时间是中午，在走动下晒20～30分钟时间并不长，不会构成皮肤癌。强烈的紫外线穿过皮肤层，到达含有胆固醇和脂肪的内层，才能帮助把钙及其他矿物质成功送达骨骼。

不同季节的日晒时长

春天	夏天
日晒最佳时间：中午12点～下午2点 每天要晒45分钟太阳，才能得到50微克维生素D_3 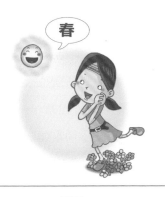	**日晒最佳时间**：上午11点～下午4点 每天只要在日光下晒20分钟，就能得到50微克维生素D_3 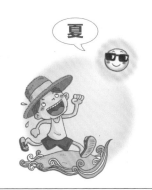
秋天	冬天
日晒最佳时间：上午10点/中午12点～下午2点 每天要晒1小时，才能获得50微克的维生素D_3 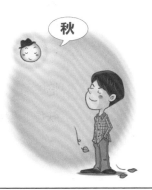	**日晒最佳时间**：中午12点 如果没有太阳，每天需服用125～250微克维生素D_3；如果有太阳，要晒2小时 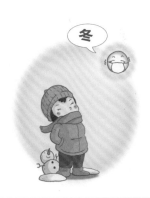

饮食改变和降胆固醇药物滥用，造成严重缺乏维生素D₃

阳光中的紫外线能将皮肤下的胆固醇转化成钙化醇，来供应身体的需要。但许多人为了健康着想，吃低脂、少油的食物，大量减少胆固醇的摄取，这样的饮食方式因为减少摄取动物性蛋白质，使得身体没有足够的胆固醇来供应阳光转变成维生素D₃。

再加上降胆固醇药的大量使用，更增加维生素D₃的缺乏性。降胆固醇药在降低胆固醇的同时，也降低心脏最需要的营养素——辅酶Q10（CoQ10）[1]。缺少辅酶Q10，会导致心脏肌肉无法正常收缩，引发心脏衰竭的危机。很多服用降胆固醇药的患者，因没有补充足够的辅酶Q10而白白送了性命，实在可惜。

我们必须了解，胆固醇高未必会使心脏病发作，但服用降胆固醇药有极高概率导致心脏病发作而死亡。如果血液中的坏胆固醇数值高于2.26mmol/L、好胆固醇数值低于0.91mmol/L，在服用降胆固醇药的同时，必须适时补充足够的辅酶Q10来保护心脏，并寻求有经验的营养师，通过饮食来调整过高的胆固醇，才是根本的解决之道。

---

[1] CoQ10 中文名"辅酶 Q10"或"辅酵素 Q10"，全名为"Coenzyme-Q10"，又称为"Ubiquinone"，属于脂溶性维生素。1957 年由美国医师弗雷德里克·克兰（Frederick Crane）在牛的心脏细胞的线粒体中发现，在日本和欧洲被广泛用于辅助心脏疾病的治疗。CoQ10 与胆固醇有类似的代谢合成途径，因此 Statins 类的降血脂剂（如 Atorvastatin、lovastatin）会显著降低人体内 CoQ10 的含量，所以必须补充 CoQ10，否则会有严重副作用产生。

胆固醇测量数值比照表

类别	正常值（mmol/L）	边缘值（mmol/L）	不正常值（mmol/L）
总胆固醇（TC）	< 5.17	5.17~6.19	> 6.19
好的/高密度胆固醇（HDL-C）	> 1.04	0.91~1.04	< 0.91
坏的/低密度胆固醇（LDL-C）	< 3.37	3.37~4.12	> 4.12
甘油三酯（TG）	< 1.70	1.70~2.26	> 2.26

注：若是有心血管疾病史者，低密度胆固醇LDL-C数值应低于2.59 mmol/L。

目前全球已经处于维生素D_3缺乏的问题之中，为什么？从上面的论述中，我们已知降胆固醇药物会使人体无法合成维生素D_3供应身体的需要。还有一点，是因为现代人接受日照的时间大大缩短了。此外，阳光中的紫外线并非直接将皮肤中的胆固醇转化为维生素D_3，而是先将胆固醇活化成维生素D原，再经过肝、肾氢氧化作用，形成可用的维生素D_3。所以如果肝脏和肾脏不够健康，就算常晒太阳，还是会欠缺维生素D_3。

最新的科学研究报告指出，维生素D_3会在细胞中增加抗菌（Cathelicidin），也就是增加天然杀手细胞、中性粒细胞（又称嗜中性白细胞）和单细胞，这些都是免疫系统军队的成员。这些成员会打穿有害细菌的细胞膜，令有害菌死亡，同时增加维生素D_3，增强免疫系统功能，以抵抗呼吸器官的发炎，降低伤风感冒的概率。

除此之外，美国加利福尼亚大学洛杉矶分校（UCLA）的研究也发现，维生素D_3还可以杀死肺结核病菌。早在公元1世纪初，治疗肺结核的方式除了隔绝病人与其他人接触外，还要病人勤做日光浴，因为阳光能杀死肺结核病菌。但由于药物疗效比日光疗法快，加上媒体与化妆品厂商、药商等不断鼓吹太阳中紫外线对皮肤的伤害，遂令日光疗法逐渐被世人遗忘。

如果大家明白太阳与维生素D_3对人体的重要性，并天天晒太阳，那么癌症、多发性硬化症（MS）、心脏病、抑郁症等病症都可以预防。

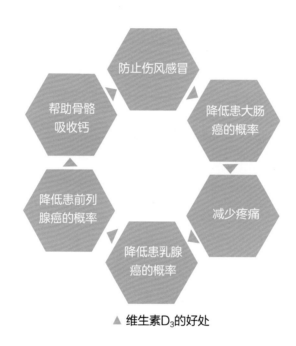

▲ 维生素D_3的好处

冷热浴可提升免疫力和改善血液循环

冷热浴是一种御寒抗冷的方法，也能加速血液循环，提升免疫力，加速自愈力，预防感冒，加强新陈代谢和延缓衰老。

冷热浴是先平常地洗澡，洗完澡后就用越热越好的热水（以不烫皮肤为准）淋浴3分钟，之后用最冰冷的冷水淋30秒（淋前先深呼吸一口气再慢慢喷出）；再用热水淋3分钟，之后用最冰冷的冷水淋30秒，这样来回3次；最后一次的冷水结束，擦干身体就可着衣。

对于老年人或冬天太寒冷时，淋完3分钟的热水后，可以先转为温水再到冷水，多日练习习惯后，再由热水转为冷水对身体的负荷较安全。有心脏病和重症病者不可尝试，需等病情好转后，视身体状况再实行。

实行两三天后，穿上平常的衣量就可能会流汗。天天实行冷热浴，以后天气再怎么冷也不怕了。冷热浴法第一次实行时，最好在夏天练习，才不会造成身体不适而感冒。之后天天进行冷热浴，到冬天做也会感觉很舒服。

冷热浴方法（健康的人）

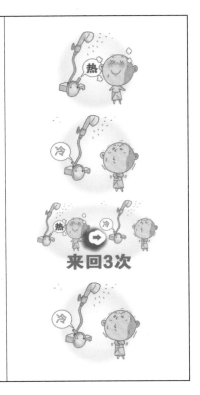

步骤1
洗完澡后，用最热的热水淋浴3分钟（以不烫皮肤为基准）。

步骤2
再用最冰冷的冷水淋30秒（淋前先深呼吸一口气再慢慢喷出）。

步骤3
换最热的热水淋3分钟，再用最冷的冷水淋30秒，这样来回3次。

步骤4
最后一次用冷水冲完，擦干穿衣。

来回3次

冷热浴方法（体弱、患病及老年人）

步骤1 洗完澡后，用最热的热水淋浴3分钟（以不烫皮肤为基准）。	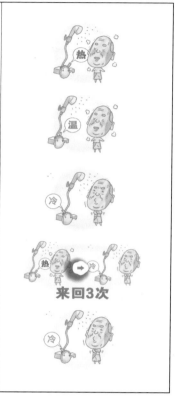
步骤2 再用温水淋30秒。	
步骤3 再用最冷的冷水淋30秒（淋前先深呼吸一口气再慢慢喷出）。	
步骤4 换最热的热水淋3分钟，再用最冷的冷水淋30秒，这样来回3次。	
步骤5 最后一次用冷水冲完，擦干穿衣。	

注：建议老年人夏天尝试，不要在冬天。

改善甲状腺疾病，可强化免疫系统

现代饮食中，精制加工的食品比例越来越高，导致越来越多的慢性病出现。因为精制加工除了剥夺食物原有的风味和营养，还额外添加糖、盐、饱和性和多元不饱和脂肪酸，来提升口味。再加上精制食品往往去除了食物中的膳食纤维，而长期膳食纤维摄取不足，会导致便秘、痔疮、食欲不振、头痛、烦躁等问题。

最重要的是，精制食品普遍热量高。高热量的饮食加上烟、酒刺激，以及缺乏足够的运动量，使得糖尿病、高血压、冠心病、血管硬化、肿瘤等现代文明病的发病率急速攀升。

加工食品造成甲状腺问题

突然地心跳加快、感觉焦虑、容易紧张、手会抖、体重下降等，这些都是甲状腺亢进的典型症状。不过，也有些人没有感觉什么不对劲；确切地说，甲状腺问题不一定有明显的症状，压力是诱发的因素之一，身体长期累积的加工食品也是凶手之一。

甲状腺是一种内分泌腺体，促进体内各种组织的新陈代谢。碘是合成甲状腺激素最重要的元素之一，如果所吃的食物中长期缺碘，会导致心智障碍、甲状腺功能不足、甲状腺肿大、呆小症[1]（Cretinism）、生长发育异常等疾病。

此外，美国甲状腺基金会的研究显示，当我们面临压力时，血中的类固醇和肾上腺素会上升，免疫系统制造的抗体也会增加。如此过度刺激甲状腺分泌甲状腺素，就会造成亢进现象，所以缓解压力对于甲状腺健康十分重要。

饮食上少吃精制食品，有效预防甲状腺疾病

为预防甲状腺疾病，饮食上最好少吃白米和小麦粉做的精制食品。这是因为白米和小麦粉制成的食品，都含有溴化物（Bromide）。溴化物和碘化

---

[1] 又叫作矮小症、克汀病，顾名思义是一种四肢发育不全与智力障碍的疾病，与甲状腺分泌不足和功能不齐全有关。

物（Iodide）有极其相似的分子结构，如果天天吃精制粉类食品，过多的溴化物容易让甲状腺的碘收容体混淆，误把溴化物当作碘化物。而溴化物正是导致肿瘤的元凶，如果溴化物长期占据碘收容体，将使收容体发炎、肿大，甚至造成细胞病变、生癌。

进一步解释，身体的甲状腺如同一座武器工厂：一旦身体发现癌细胞，会立刻制造含碘的甲状腺素将敌人杀死，因此甲状腺需要更多含碘食物以供给身体防卫需求。如果我们天天吃精制粉类做成的面条、面包、馒头、葱油饼、油条、饼干等，久而久之，过多的溴化物就会让甲状腺碘收容体误当作碘化物而吸收，从而造成甲状腺肿大、甲状腺肿瘤、乳房肿瘤等问题。

除了溴化物外，氟和氯也会占据碘收容体，妨碍碘的吸收。在日常生活中处处可见，如茶叶、含氟牙膏，自来水、游泳池水含氯。如果吸收过多的氯，会导致肾肿瘤、膀胱癌。

咖啡、红茶、奶茶等含咖啡因的饮品，也是使身体无法有效吸收碘的元凶之一。此外，煎、炒、烤、炸等方式烹煮的食物，会加剧甲状腺功能的恶化与癌化。值得一提的是，花菜、西蓝花、甘蓝菜、豆腐、豆浆等食物会抑制甲状腺功能；所以已经出现甲状腺低功能的患者，建议暂时不要吃，等治好甲状腺症状后，再来吃这些可以防癌的十字花科蔬菜。

若能够早期发现甲状腺问题，及早修正不当的饮食，杜绝一切精制粉类食品，并提供身体足够的碘，就能消除肿瘤，使甲状腺恢复正常。可多吃紫菜、海带、海藻等富含碘质的食物；而欧芹（Parsley，又名洋香菜）中含有植物生化素“木犀草素”（Luteolin），已被发现可以抑制甲状腺癌。

要想保持健康的体魄，应该多吃新鲜、自然的有机食物，少吃精制加工食品。有时间多在家中烹调食物；如果要上餐厅吃大餐，则以一周一次为限，不得超过两次。并建议多喝帮助强健身心的蔬果汁，来让自愈系统清除肠胃积聚的毒素，达到排毒效果；同时每天多喝干净的好水，保持身体免疫和自愈系统的运作正常。

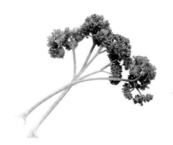

▲ 欧芹含有木犀草素，可以抑制甲状腺癌

甲状腺病变的元凶

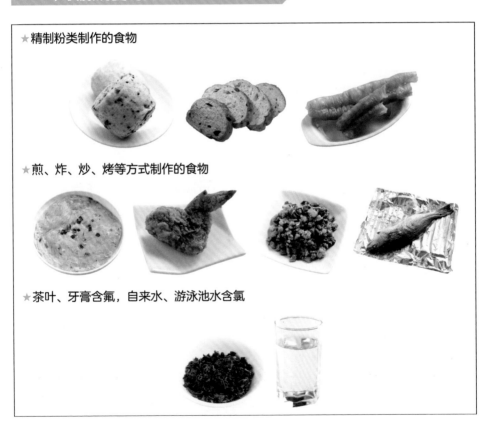

★ 精制粉类制作的食物

★ 煎、炸、炒、烤等方式制作的食物

★ 茶叶、牙膏含氟，自来水、游泳池水含氯

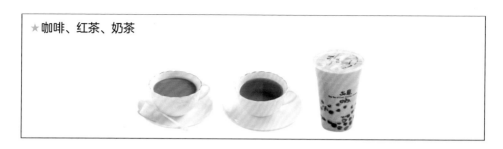

★ 咖啡、红茶、奶茶

甲状腺患者小心食用

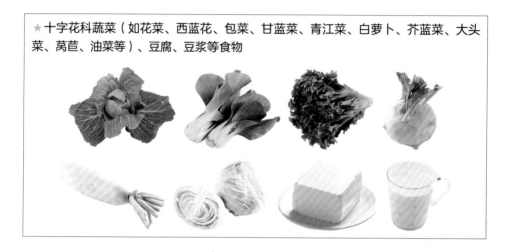

★ 十字花科蔬菜（如花菜、西蓝花、包菜、甘蓝菜、青江菜、白萝卜、芥蓝菜、大头菜、莴苣、油菜等）、豆腐、豆浆等食物

远离加工食品，才能真正提升免疫力

过去，人们饮食中没有过多的加工食品；随着工业革命发展，食品制造公司开始在食物上动脑筋，大量的精制加工食品接二连三地出现。越来越多的添加物、防腐剂和色素等化学物质隐藏在我们购买的食物中。

要知道，天然食物经过精制、碾磨加工后，不但营养成分流失，还可能会产生一些不好的化学物质，引发许多健康问题。

为什么现在糙米的价格比白米贵？因为糙米只把最外层的稻壳磨掉，完整保留米糠和胚芽，虽然吃起来粗粗的，不像白米那么细软，可是却含有大量的维生素、矿物质及膳食纤维，有别于只有淀粉和少量蛋白质的白米。

糙米的营养包括糠或麸层（Bran）、胚芽（Germ）、胚乳（Endosperm），白米则只有胚乳。糙米的胚芽孕育着米的生命，含有大量氨基酸、有机碳水化合物和油酸；麸层则含有维生素、矿物质、酶素、微量元属以及植物生化素。

所以多吃新鲜自然的食物或食品，并尽量以蔬果、五谷豆类取代白米饭、白面包，同时减少精制糖、油、盐、玉米粉、面粉类等精制食品，将使我们远离加工食品的毒害。

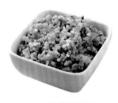

▲ 五谷米饭

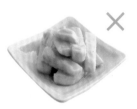

▲ 少吃腌渍食品，以免增加心脏、肾脏的负担

少吃精制食物

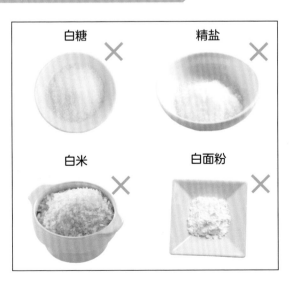

白糖

精盐

白米

白面粉

安全食物的4要素

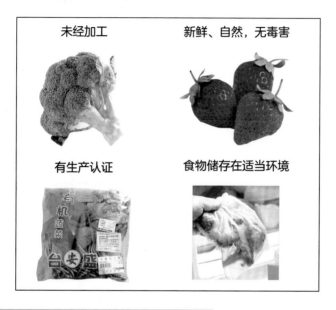

未经加工

新鲜、自然，无毒害

有生产认证

食物储存在适当环境

氢化植物油的可怕

　　麦淇淋（Margarine）又称乳玛琳，是植物油经过氢化，加入奶味香精制成的人造奶油。通过将氢气注入天然的油里，令其从液体状凝结成固体状，不易腐坏，能保存较久而不变质。

　　几乎所有饼干、蛋糕等甜食，都含有人造奶油。人造奶油对身体有相当的伤害。人造的饱和脂肪容易加速血管阻塞，是心脏病、中风的祸首。

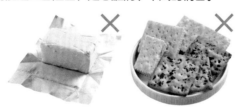

　　如果真要选择，建议不妨选择牛油果和椰子，这两种果实的饱和脂肪最天然，很适合供应人体的运作。但牛油果除了含有较高的不饱和脂肪外，也含有较高的饱和脂肪，所以不可食用过多；唯有椰子油（请选择优质品牌）可以天天食用，一天以不超过3大匙为限。椰子油不但不会阻塞血管，还会将脂肪转变为能量，减少油细胞数量，使体重下降。

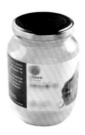

▲ 1天不超过3大匙为限

腌渍食品潜藏的危机

　　许多腌渍食品，如酱瓜、咸菠萝、梅干菜、甘树子、腐乳等，虽然美味可口，保存期限长，但往往添加大量食盐，含钠成分很高。当钠元素摄取过量，会影响我们的血压，也会增加心脏和肾脏的负荷。

　　腌渍食品还经常添加大量的亚硝酸盐，会在肠胃中转化成亚硝胺等致癌物质，增加患癌的风险。此外，食材本身的B族维生素和维生素C会在腌渍与储存过程中逐渐流失，降低食物的营养价值，所以与其吃腌渍食品不如吃新鲜蔬果，营养价值更高。

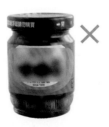

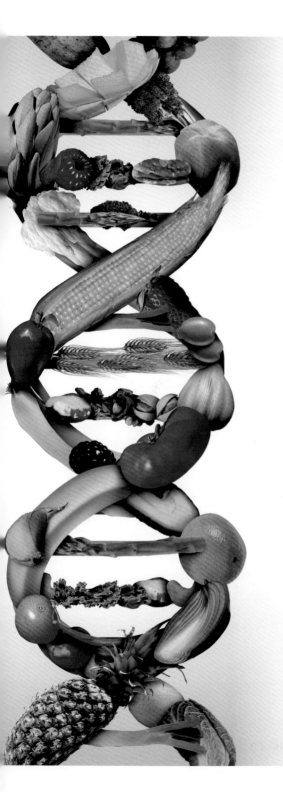

第二部分
PART2

救命的饮食

植物生化素是抗癌抗病养生专家

植物生化素不是营养学家所定义的营养素，

既不是矿物质，也不是维生素。

因为缺乏它们，并不会产生特定疾病，

也不影响身体机能的运作。

但近年来科学家发现，这些五颜六色的植物生化素，

不仅可以抗氧化、消除自由基，

还能辅助其他维生素发挥有效的生理机能。

这些原本不被重视的植物生化素家族，

如今成为炙手可热的营养来源，

成为健康养生、抗癌不可缺少的一员。

为了健康，一定要认识植物生化素

在《圣经·创世纪》第1章29节中提到，神说："看哪，我将遍地上一切结种子的菜蔬和一切树上所结有核的果子，全赐给你们作食物。"还有一段记载是："神就叫人类的始祖亚当和夏娃，要生吃蔬果，活了九百三十六岁……"根据这几段经文，我领悟到大地所生长的各种植物蔬果，其实是我们最丰富的食物。

当然，除了西方的故事，在东方世界里，相传被誉为中国古代"养生学始祖"的彭祖，靠着几天或几十天不进饮食，或者单吃生食的养生食谱，活了800岁；汉武帝时的臣子东方朔，据说也是大隐不吃人间烟火（生食），活了1400岁。

这些传言无疑是夸大的，但不可否认，生的食物营养没有被破坏，再加上古人饮食可以放松地享受食物，把蔬果细嚼慢咽，不但能得到果肉的营养，还能将新鲜蔬果的硬皮咬烂嚼碎，吃到能防病、抗衰、葆青春的天然物质，即现代所谓的"植物生化素"。

由于工作的关系，我以前认识许多比较注重健康的人，他们不仅慎选食物种类、烹调方式，也懂得利用运动来强健身心。他们的家中备有蔬果榨汁机，能将蔬果中70%的营养液萃取出来，不过习惯于将所有的渣丢掉，只喝美味的蔬果汁。虽然获得了一定的活力和健康，但一样面临身体老化、满脸皱纹、体力衰退、生病等状况。

各色蔬果含有的植物生化素

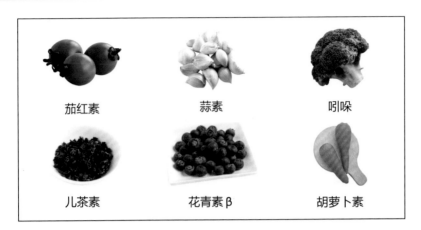

| 茄红素 | 蒜素 | 吲哚 |
| 儿茶素 | 花青素β | 胡萝卜素 |

直到1995年前后，许多医学研究陆续出炉，人们才发现蔬果一些防病、治病、防衰、抗老的宝藏藏在纤维和果皮里。这珍贵的物质叫作"植物生化素"，是真正能帮助我们长寿健康的大自然恩赐。蔬果榨汁的渣因为难吃、难消化，以前人们习惯全部丢弃，榨汁机进步到1500 W时，还是无法将果皮和种子完全打碎。

如今随着科技的发展，2200 W以上的蔬果机已经上市，能将果皮、果肉和种子打细碎到棉花状，萃取80%～90%的全营养，真正吸收到防病抗病的宝藏——植物生化素。让我们喝到几乎感觉不到渣的蔬果汁，易下咽又易吸收，对健康有很大的帮助。

什么是植物生化素？

既然植物生化素如此神奇，它究竟是什么？又存在于哪里？我们如何获得呢？植物生化素的英文名称是"Phytochemicals"，简称"植化素"。它是近年来才被发现的天然化合物质，属于天然的食物色素，人体本身无法制造，必须从食物中获取。像大豆中的大豆异黄酮素、番茄里的茄红素、大蒜中的蒜素、甘蓝菜和西蓝花里的吲哚、绿藻中的叶绿素、绿茶中的儿茶素、蓝莓中的花青素、胡萝卜中的β-胡萝卜素，以及玉米黄素、虾红素、多酚类等，都属于植物生化素。

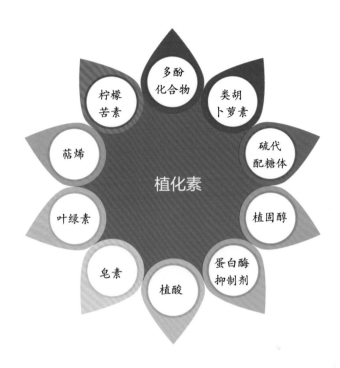

▲ 各种植化素具有预防疾病、促进健康的功效

大豆异黄酮素（Isoflavones）又叫植物性雌激素，它会模拟雌激素好的部分，又能排除雌激素所造成的副作用。它有多重健康益处，包括改善更年期症状、改善骨质疏松、降低乳腺癌及子宫癌罹患率、降低心血管疾病以及抗氧化等功能。

茄红素（Lycopene）是天然的色素，也是抗氧化剂，用来预防细胞受损，同时可以修补受损的细胞。根据医学研究报道，它在实验中能杀死口腔癌细胞，对于其他的癌细胞也具有抑制效果。

蒜素（Allicin）是大蒜中的天然抗氧化剂，能够杀死细菌、病毒，防治心血管疾病，使血液中的甘油三酯浓度下降，促进胃肠功能正常化。

吲哚（Indoles）大多存在于十字花科蔬菜中。美国加州大学柏克利分校对西蓝花的研究发现，西蓝花对于乳腺癌细胞具有明显的抑制功能，可以抑制癌细胞的分裂与生长，并促进其他可以杀死癌细胞的蛋白质分泌。

儿茶素（Catechins）富含于绿茶中，是有效的抗氧化剂，可以帮助身体消灭细菌和病毒，降低血液中的脂质，防止动脉粥样硬化，还可预防蛀牙。

在过去，它们不是营养学家定义的营养素，既不是矿物质，也不是维生素。因为缺乏它们并不会产生特定疾病，也不会影响身体机能的运作。然而，近年来科学家发现，这些五颜六色的植物生化素，不仅可以抗氧化，清除自由基[1]，还能辅助其他维生素发挥有效的生理机能。于是原本不被重视的植物生化素家族，如今成为炙手可热的营养来源，身价可谓是今非昔比。

到目前为止，已发现4000多种植物生化素，它们的功效尚在不断发掘与证实之中。进一步解释，水果、蔬菜、谷类所含的植物生化素对于细胞从正常状态转变成癌细胞有明显的抑制能力。

植物生化素除了按所属蔬果划分，还可以按结构分为类黄酮、类胡萝卜素、硫化物、植物固醇、皂苷[2]等；也可以按生物活性分为抗氧化物、植物雌激素、蛋白酶抑制剂等。

多数慢性退化性疾病与氧化都有关系，因此抗氧化物显得尤其重要。虽

---

[1] 自由基，指一个或多个不成对电子的原子、分子或离子。因必须拉取附近电子加入其中，以保持稳定，所以显得特别活跃，故名"自由基"。被拉取的往往是蛋白质、碳水化合物、脂肪等有益物质，故而破坏人体内的细胞膜、蛋白质、核酸等，造成过氧化脂堆积，使人体有用的功能逐渐消失，加速老化，引发疾病。

[2] 指植物皂素（Saponins），是一种抗氧化物质，可以抑制癌细胞生成。

然人体可以合成一些内源性抗氧化物，如尿酸、谷胱甘肽、硫辛酸、黑激素等，但主要还需从食物中获得天然抗氧化物，其中包括：

★ 抗氧化维生素，如维生素E、维生素C、β-胡萝卜素。

★ 抗氧化酶的微量元素，如锌、铜、锰、硒、铁。

植物生化素就是天然抗氧化物的重要组成部分。由此可知，植物生化素是维持身体健康不可或缺的一把钥匙。

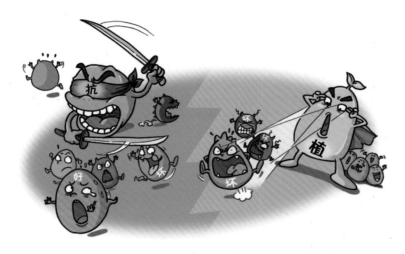

▲ 植化素是天然抗生素，只会消灭坏菌、保护好菌，而人工抗生素会盲目地把好坏菌都消灭掉

植物生化素的惊人抗癌功效

虽然植物生化素还未列入正式的营养素，但其抗癌效果已让科学家雀跃

不已。现代人饱受癌症、心脏病等各种文明病的折磨，如果能在现有的医疗技术和营养素之外，发现其他的抗氧化剂与其用途，那将是人类最大的福音，而植物生化素正是此福音的号角。

国内外许多营养、医学专家都已大胆预测，植物生化素应是"21世纪新的维生素"。因为它将在防癌、抗癌以及预防慢性病上，扮演重要的角色。

根据我多年的临床经验，大多数病人很听话地服用医生开的药和营养师建议的维生素，但这只是将病情控制住，延缓病情的恶化，并没有真正地治好病，治标不治本。当然，在没有找到真正懂得处理病根的医生前，建议病人还是服用医生开的药方，继续控制病情，以免延误治疗。

当病人们向我问诊，明白了缘由后，彻底注重饮食的改变，摄取大量多样化的蔬果，同时使用2200 W以上蔬果机打出细如冰激凌的蔬果汁，每日饮用4～6杯，都能在4～8个月内让病痛获得极大改善，过上健康的生活。原因为何呢？因为蔬果含有各种不同的防病治病的植物生化素，2200 W以上蔬果机能将果皮和种子内的植物生化素充分释放出来，直接摄取营养。如果饮用时加以一定的咀嚼，还能强化两颊肌肉及刺激唾腺，促进消化分解和激活大脑的激素分泌，进一步减轻肠胃负担和增加大脑活力。

植物生化素与健康有紧密的关系，但更应知道，自然界有数千种蔬菜、水果及其他可食用性植物。我们不能单吃一种蔬果，因为不同蔬果有不同的植物生化素，来防治心脏病、高血压、糖尿病、癌症等不同病症。唯有均衡补充，才能吸收足够的营养，帮助免疫和自愈系统保卫我们的身体。

植物生化素的效用

类别	主要蔬果来源	功效
硫化丙烯	洋葱、大蒜、韭菜	★降低胆固醇量 ★避免动脉增厚或硬化 ★预防心脏病
吲哚	十字花科蔬菜（西蓝花、花菜、包菜、甘蓝等）	★对乳腺癌细胞有明显抑制作用 ★对其他癌细胞的分裂与生长有一定抑制作用 ★促进可杀死癌细胞的蛋白质分泌
类黄酮	大豆类（黄豆、红豆、扁豆等）、十字花科蔬菜	★具有抗氧化作用 ★防止胆固醇在动脉沉积 ★减少动脉硬化概率 ★抑制微血管增生
异硫氰酸盐	十字花科蔬菜、水果核仁、发芽豆类和种子	★预防血液凝固栓塞 ★抑制气喘 ★防止蛀牙
酚酸	番茄、胡萝卜、柑橘类水果、莓类	★天然的强力抗氧化剂 ★对抗破坏细胞的自由基
多酚类	绿茶、葡萄、莓类、红色石榴	★具有抗氧化功能 ★阻断游离基因增生 ★有效推迟衰老
植物皂素	豆类和豆荚类	★抑制癌细胞生成

/061

续表

类别	主要蔬果来源	功效
萜烯	柑橘类的果皮、樱桃、人参	★ 推迟衰老 ★ 防治心血管病和癌症
多糖	枇杷果肉及核仁、菇类、五谷、枸杞子	★ 防止老化，消除自由基 ★ 对癌症有抑制及预防的效果

植物生化素存在于表皮、果核、种子

一般来说，植物生化素多半存在于植物的表皮、菜茎、果核、种子等处，这些可能是被我们丢弃不吃的部分。以西蓝花为例，人们常认为西蓝花的营养在菜头，做菜时把最粗的菜茎切掉。但真正具有抗癌成分、能提升免疫力和自愈力的植物生化素，却大多在最粗的菜茎表皮里。了解食物的真相，就知道多年来我们其实丢弃了不少食物营养的精华，真是可惜！

还有像苹果的植物生化素存在于

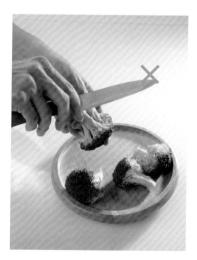

▲ 用西蓝花做菜时，把最粗的菜茎切除是不正确的

果皮、果核和种子内，人们吃苹果时习惯会将这些部分切除。所以就算我们吃再多的苹果果肉，也吃不到苹果的植物生化素。

有人一定会提出抗议："苹果中含植物生化素的部位太难咀嚼了，就算每一口细细咀嚼40次，仍然咬不烂苹果皮，更别提不知从何吃起的果核和种子了。"

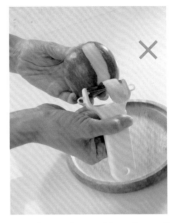

▲ 切除苹果果皮、果核和种子，等于丢弃最营养的植物生化素

这样的质疑与困扰是可以理解的，不过借由科技的发达，家电业者已经研发出2200 W以上的破壁机，不仅有足够大的功率，还有瞬间击破细胞膜的技术，足以帮助我们打出一杯营养完整、口感又细致绵密的蔬果汁。担心苹果皮、果核及种子难以咀嚼消化的读者，不妨试试改用这种蔬果机，打出各式新鲜蔬果汁饮用，让自己和家人获得更完整的健康。

微量氰化结合物是强大的植物生化素

目前已知，几乎所有的蔬果种子都含有微量的氰化物（Cyanide）。因为恐惧、缺乏知识，加上不好吃、不好咀嚼等因素，我们长久以来的饮食中欠缺水果种子内的植物生化素。完全舍弃这些微量氰化物，有时候等于舍弃了救命的元素。

大家一定觉得疑惑，氰化物不是含有剧毒吗？不错，氰化物本身是剧毒物质，只要少量进入人体就有致命的危险；但如果是结合的氰化物则不同，它能将毒性降到最低，并且将细菌、霉菌、病毒分解掉，又不损害我们的细胞。例如，水果果肉的纤维和种子就有结合的氰化物叫作花青素，花青素就是植物生化素的一种。

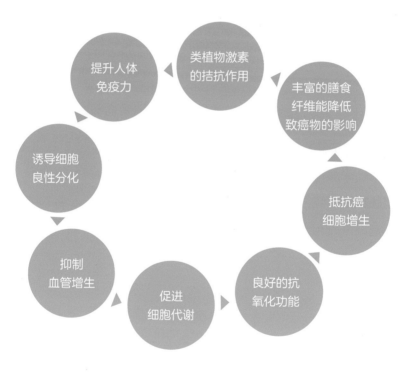

▲ 含氰化合物的作用

天然的新鲜蔬果本身有强大的医治力量，但我们传统的烹制方式没有最大化利用其营养。像维生素、酶素、植物生化素这些营养，在植物剥减、高温、精制等烹饪过程中会逐渐流失。因此建议，每天将各式各样的蔬菜水果洗净后，连皮、不去心、不去籽地切成块状，搅打成蔬果汁，一天喝4～6杯为佳（有疾病的人需喝到8杯）。这样坚持不懈，不但可增强我们的免疫力和自愈力，预防癌症及各种慢性病，还可以延年益寿，真正解决了现代人的健康难题。

此外，每日食用几粒生坚果如核桃仁、杏仁、松子仁、南瓜子，建议在10克以内，部分人群如果肠胃不耐受需要减少食用量。

2200 W以上的蔬果机，能有效萃取植物生化素

在1995年以前，我都是使用1500 W的蔬果机，一天会喝4～6杯的蔬果汁。因为这样的习惯，我很少生病。后来随着科技的发展，我在2000年前后就开始使用2200 W蔬果榨汁机，可以释放出更多的植物生化素。

我每天的蔬果汁内容以2/3蔬菜、1/3水果为主，早上2杯（1杯约250毫升）当早餐；午餐前1小时再喝1杯；晚餐前1小时再喝1杯。有时候工作较累时，我下午就会再喝2杯，补充精力。所以，每次看诊时，病人总是说我越来越年轻，皱纹都少了不少。

激活细胞（增强免疫力、自愈力）的饮食方法

食物在烹煮过程中会逐渐流失植物生化素	取各式各样的蔬菜水果，连皮、不去心、不去籽切块，打成蔬果汁
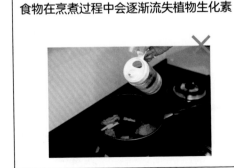	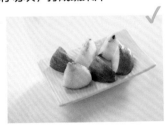

榨果汁时，有的人为了增加营养，将五六根胡萝卜放入榨汁机中，榨出

一杯口感滑溜的胡萝卜汁，却将最精华的胡萝卜渣过滤丢弃。有的人听说胡萝卜渣也有营养，就混合面粉做成蛋糕、饼干，但胡萝卜渣已经被挤压去水，又经高温煮熟，依旧无法吃到植物生化素。

一般的蔬果机只有一两个马达，无法将水果皮、果心和蔬菜根茎打成糊状。所以建议尽量挑选2200 W以上的蔬果机，才可以把蔬果打到绵细状，萃取出80% ~ 90%的植物生化素。当然，饮用浓稠的蔬果汁也是一门学问，记得要小口小口啜饮，千万不能像干杯般一口气饮尽。

不要忽略蔬果机的重要，也不要轻视蔬果的价值，植物生化素比价值上万元的保养品、补品、药品等更好。三餐前1小时喝1~2杯蔬果汁，一天4~6杯，就能长葆青春和健康。

15种含植物生化素的救命食材

调味料类

（1）大蒜

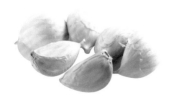

▲ 每千克体重一天吃0.125克，远离直肠癌

大蒜（Garlic）为葱科植物。大蒜与葱、姜、韭、薤合称五辛，是烹调料理时重要的香辛料，也是全世界公认最接近药品的健康蔬菜。美国加利福尼亚大学研究小组的研究结果证实，常吃大蒜确实可以远离直肠癌。

那么一天吃多少大蒜，可以预防直肠癌？根据研究，按每千克体重每天吃0.125克大蒜的比例，能有效预防直肠癌。以体重80千克的人来说，一天需吃3~4瓣大蒜（约10克）。

不过，大蒜若食用过量也会造成贫血、抑制精子生成、损害肝脏功能、体重减轻及生长萎缩等状况，所以计算恰当的食用量相当重要。此外，这个超级大明星还含有类胡萝卜素成分，能预防癌细胞的生成。美国爱荷华女性研究中心发现，经常吃大蒜的人患肠癌的概率比一般人少30%。

大蒜的谷胱甘肽（Glutathione）[1]能刺激巨噬细胞、辅助性T细胞、调节性T细胞和细胞间素（Interleukine）的活动，从而降低罹患肠癌、胃癌、乳房癌、前列腺癌的危机。大蒜的稀血功效[2]不亚于阿司匹林、可密定（Coumadin），且不会带来药物的副作用。其所含硫丙烯、二烯丙基硫化物（Diallyl sulfide，缩写DAS）可抑制致癌毒素HCA与PAH的形成。这些致癌毒素多存在于炒蛋、高温烧烤的肉类中，但若与蒜蓉、蒜片一同食用，可有效降低致癌概率。

许多的研究数据也显示，大蒜中特殊的蒜素（Allicin）成分不仅有杀菌、保健效果，还能降低胆固醇的合成，降低血小板的黏度，防止血小板贴到血管壁上造成动脉硬化。所以它是保护心脏的好食物。

别忘了，大蒜中含有很高的硫黄和多种活性成分。古代民间就有将蒜汁涂抹在伤口消毒的治疗方法，自古以来人类就懂得用大蒜对抗霉菌、细菌，驱赶寄生虫。

---

[1] 一种抗氧化物质，存在于身体的细胞中，借由自身氧化中和自由基对脂肪酸或遗传物质的伤害。此物质不但在美容方面有举足轻重的角色，在红细胞的抗氧化中也占有一席之地。

[2] 指清除血毒，保持血液的清洁与畅通。所谓的血液污染指的就是血毒，医学上把血液中积存的有毒垃圾，如高胆固醇、烟毒、高脂肪、药物残留等，统称为"血毒"。

食用小秘诀

对大蒜辛辣味不易接受的人，可先把大蒜拍碎，再在烹调蔬菜或肉类时加入，这样便能减轻浓浓的蒜味。但长时间加热也会分解蒜素的药效成分，所以烹煮时最好不要超过15w分钟，这样既能享受大蒜的好处，又能避免辛辣的气味。

如果担心蒜味残存口中，吃完大蒜后不妨嚼根香菜或欧芹，就能将浓浓的蒜味去除。

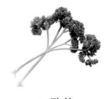

▲ 欧芹

（2）姜

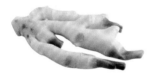

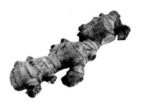

▲ 每日吃一小杯姜蓉，健康防癌

姜母（Turmeric）含有一种很强的植物生化素叫姜黄素（Curcumin），能抑制环氧酶2（COX2），环氧酶2会带来关节炎、细胞发炎和癌症。姜母（又称姜黄）还可以让出轨细胞[1]"自我灭亡"（Apoptosis）、防止血管增生，抑制癌细胞借由血管增生而扩散。另外，姜母有抑制血小板积聚、防止中风的作用。

至于为什么强调是姜母，是因为医学研究报告以姜母药效居多。当然，一般的姜也有同样的效果，只是姜黄素比不上姜母那么多而已。

姜属于姜科植物，根茎部分除了用作日常做菜的香辛料外，还可以入药。姜的主要成分有姜油醇、姜烯酚（止吐的重要成分）、姜辣素（辣味成

---

[1] 指不依照正常细胞的新陈代谢规则，只是不断增多，也可以说是癌细胞的前身。

分来源）、挥发油类（姜的香气来源）、黄樟素、淀粉等。

姜所具备的辛辣成分姜油醇（Gingerol）也是一种植物生化素，能适度刺激身体，促进血液循环，让肠胃和内脏器官活络，达到出汗和增加食欲的效果。许多医学研究显示，姜油醇还具有降低血压、舒缓心血管疾病的功效。姜还能舒缓许多症状，从晕车、晕船、晕机到消化不良、偏头痛都有疗效。古代罗马人行军，身旁甚至都会带一块姜，作为保健之用。

如果能养成每日服用一小杯姜蓉（姜洗净后，连皮一起磨成碎末）的习惯，可以加入蔬果汁、汤或饭之中，不仅能防止身体发炎、消除胃气、降低胆固醇，还能帮助血液循环，进而降低罹患癌症的概率。

食用小秘诀

可别认为日本寿司店里的醋渍生姜片只是盘子上的装饰，它们具有杀菌与助消化的双重效果。

平时姜只要削皮后切成薄片，再用热水稍稍烫过，趁热时泡在有机苹果醋、少许甘草粉和海盐混合成的甘醋汁里，就成了醋渍生姜片，非常开胃爽口。

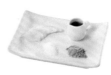

此外，泡过生姜的甘醋汁还可以作为茶饮，因为醋能恢复精力、消除疲劳、增进食欲，也可以防治高血压，延缓皮肤老化。

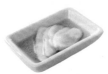

蔬菜类

（1）番茄

番茄（Tomato）在中国的历史可追溯自明朝，属于茄科，因来自西方

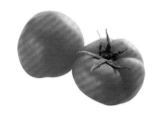

▲ 所含茄红素，是最出名的抗氧化成分

而样貌酷似柿子，被称为"西红柿"。

番茄最出名的抗氧化成分是茄红素，它能保护细胞不受到伤害和修补已受损的细胞，具有防癌与抗癌的功效。

哈佛大学1995年一项大规模的研究发现，一星期吃10份以上番茄制品的男性，患前列腺癌的概率降低35%。以色列的研究也发现，茄红素能抑制乳腺癌、肺癌及子宫内癌细胞的成长。

新鲜番茄含有380多种植物生化素，如谷胱甘肽（Glutathione）可开启第二期排毒酶素，防止细胞被破坏；类胡萝卜素中的茄红素（Licopene）可提升免疫系统天然杀手细胞（Natural Killer Cell）的执行能力，降低心脏病、乳腺癌、卵巢癌、宫颈癌、前列腺癌、肺癌、膀胱癌的罹患概率；β-胡萝卜素和γ-胡萝卜素能提升免疫力，防止视力退化与视网膜氧化；维生素C和维生素E，则可防止自由基破坏细胞，预防心脏病，并帮助减缓老化。

食用小秘诀

新鲜的番茄含有丰富的维生素，但稍微烹煮一下，效果会更好。烹煮时记得加一点脂肪，如橄榄油或椰子油[标签注明"MCT OIL（中链甘油三酯）"]最好，就能让更多的番茄红素释放出来，也更容易被人体吸收。

生食番茄应该要选择全红不带绿的熟成番茄，才会安全又具有丰富的营养价值。

番茄若要加热，温度不可以超过39℃，才能释放出最多的植物生化素。

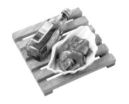

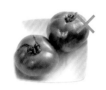

▲ 番茄要选择全红不带绿的

（2）胡萝卜

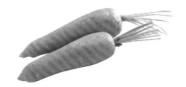

▲含有高达490多种植物生化素

胡萝卜（Carrot）原产地在欧洲温带地区、北非及西亚，与原生于中国大陆的白萝卜并没有亲戚关系。其名称大概是元代从西域传入中国时，人们对这种红色植物很陌生，看起来像白萝卜，又从"胡地"传过来，因此称为"胡萝卜"。

有人称胡萝卜是"穷人的人参"，因为它含有高达490多种植物生化素。尤其是β-胡萝卜素，可以支持免疫系统功能，帮助健康细胞成长，打击自由基破坏细胞膜，防止DNA异变，减少罹患癌症概率，同时防止脂肪氧化，减少坏胆固醇。

另外，胡萝卜中的谷胱甘肽可以将氧化的维生素E恢复，使抗氧维生素E继续消灭自由基。谷胱甘肽还可以开启第二期排毒酶素，加速细胞内排毒与防癌，并能降低肝病指标，使肝脏恢复正常功能。

胡萝卜还含有钙、钾、维生素A、B族维生素、维生素C。钙可以帮助血管收缩；钾可以帮助稳定心率；维生素A对治夜盲症、痰多、咳嗽及高血压都很有效；B族维生素可以帮助新陈代谢；抗氧维生素C则可以防止自由基破坏细胞，并强化血管。此外，明朝李时珍的《本草纲目》中也指出，胡萝卜对于五脏都很好，经常食用有益无损。

食用小秘诀

　　β-胡萝卜素会在体内分解转变为维生素A，如果每天能在阳光下晒20分钟，就能显现出它的效果。

（3）甜菜根

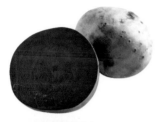

▲ 生机饮食界的超级明星

甜菜根（Beet root）目前是生机饮食界里的明星，但许多人没见过甜菜根，更别提吃过。甜菜根属于根茎类，长得很像大头菜，切开来果肉是红紫色，汁多味甜，咬起来口感脆脆的。

长久以来，甜菜根在欧洲民间与药草理疗师心目中的地位，犹如灵芝在中国一般崇高，在欧洲还将甜菜根制成糖来用。现在我国北方也大量种植甜菜根，做成甜菜糖。

甜菜根含有丰富的钾、磷、钠、铁、镁、糖分和维生素A、B族维生素、维生素C以及叶酸（维生素B_9），可以激发胰岛素分泌，强化葡萄糖分配，帮助消化；甜菜碱（Betaine）可以加速胆汁分泌，帮助疏通肝脏血栓；锌酶素（Zinc enzyme）则可治愈脂肪肝；二甲基甘氨酸（Dimethylglycine，或称维生素B_{16}）可防止血栓，预防

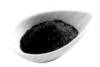

▲ 甜菜根是季节性食材，在非盛产季节可用低温制成的甜菜根粉替代

心脏病，以及治疗抑郁症；红色的维生素B_{12}和优质的铁，是妇女与素食者补血的最佳天然营养品。

一般人除了平时可把甜菜根当成天然的综合维生素来用，感冒发烧、身体虚弱时也可用来促进消化、补给营养。

甜菜根如果发芽，会像马铃薯发芽一样含有龙葵碱（Solanine），最好不要食用，以免造成身体不适。

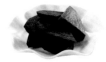

食用小秘诀

甜菜根具有换血、造血及清血的功效。有胆结石者建议每餐前先饮用半杯生甜菜根汁，可防止饭后不适；腹泻者不宜过量。

▲ 煮熟的甜菜根，
一周吃一次就好

打蔬果汁时，甜菜根只要去掉有泥土的部分，然后留部分外皮一同搅打。此外，甜菜根叶片也可洗净一起搅打，摄取不同的植物生化素。

生甜菜根煮熟后会转变成草酸盐，容易造成肾结石，建议一周只食用一次煮熟的甜菜根。

（4）芦笋

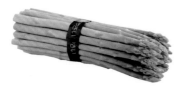

▲ 强有力的天然防癌食物

芦笋原产于南欧到西亚一带，两千多年前就是希腊人生活中宝贵的药材，17世纪曾为法国皇宫宴客必备的佳肴。

芦笋鲜嫩翠绿的茎干含有丰富的叶酸，5根芦笋大约有110微克叶酸，达到人体每天需求量的20%。妇女在备孕前3个月，应多吃含高叶酸的蔬菜，如芦笋、番茄、胡萝卜等，因为叶酸可以预防流产、胎儿骨椎分歧[1]、先天性神经管缺损等妊娠问题。

此外，芦笋因富含维生素A、维生素C、维生素E，不仅可以预防儿童近视、儿童和成人心脏问题，更有抗癌效果，如肺癌、皮肤癌、前列腺癌、淋巴癌；芦笋中的高钾含量，可以加速血液循环以及肾脏排尿；其中的谷胱甘肽可开启细胞内的第二期排毒酶素，保持细胞的完整与清洁，可以说是强有

---

[1]　即婴儿骨骼发育不正常，骨骼分叉就会使幼儿出生后的形体不正常。

力的天然防癌食物。

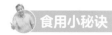 **食用小秘诀**

　　夏天容易中暑，当身体感觉疲惫时，吃芦笋是最好的选择！建议将切碎的蒜片与清烫过的芦笋和熟鸡胸肉一同食用。芦笋的叶酸搭配鸡肉丰富的维生素B，以及滋养补身的大蒜，这样的组合对于疲累虚弱的上班族能有效恢复元气。

（5）芹菜

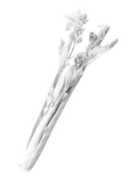

▲ 最天然的高血压降压剂

　　芹菜是生长在湿地地区的一种可食用植物，北至瑞典，南至阿尔及利亚、尼日利亚，在菜市场都能看到芹菜的身影。

　　芹菜有西芹和中国芹菜，是保健的最佳食物之一，能中和人体内的钙质和酸性物质，同时具有清血的作用。此外，芹菜还可以防止心律不齐，减少坐骨神经、痛风的疼痛，并抑制组胺带来的敏感。

　　芹菜对于脑部和神经也具有保护作用；所含高叶酸可以防止胎儿骨椎分歧，并降低出现血栓的概率；抗氧维生素C则可以不让自由基破坏细胞。

　　芹菜所含类胡萝卜素属于β-胡萝卜素，能加强免疫系统功能，预防肺癌、乳腺癌、胰脏癌及前列腺癌。阳光下β-胡萝卜素能转化成维生素A，可以保护视力，防止DNA异变。

　　最重要的是，芹菜内的谷胱甘肽可以开启第二期排毒酶素，加速细胞内在排毒与防癌；而植物生化素芹菜素可以扩张血管、降低血压，是最佳的天然高血压降压剂。

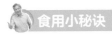

食用小秘诀

每天吃8根西芹有助于将高血压降为正常血压！

此外，芹菜搭配酌量的姜和5粒黑胡椒凉拌食用，除了可以预防贫血，也可预防骨质疏松，改善低血压。

水果类

（1）杏

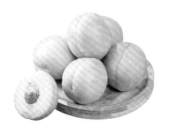

▲ 最佳的天然防癌水果

杏（Apricot）属于蔷薇科植物的果实。随着杏子防癌、抗癌的作用被发现，其身价也一翻百倍。

杏子中含有丰富的维生素A，在水果中仅次于芒果，位居第二。维生素A有修复上皮细胞和防癌作用。另外，杏中含有的大量维生素B_{17}，被认为是最有前途的天然抗癌新药之一。

杏仁（Bitter Apricot Seed）也有抗癌活性，南北朝《齐民要术》中就有"杏酥粥"食疗记载；清代《养身随笔》中也有"杏仁去皮尖，水研滤汁，煮粥，微加冰糖"的记录，能治肠癌泻血，无论是日常保健或肿瘤患者，如果能多吃新鲜和晒干的杏子、杏仁[1]及杏仁粥等，对健康大有帮助。

美国研究者发现，杏仁含有一种植物生化素叫苦杏仁苷（Amygdalin）

---

[1]　新鲜的杏固然富含铜、铁、钾、膳食纤维和 β-胡萝卜素，但晒干以后，营养价值却更高。不过，营养成分更多的是杏仁，这是长寿的真正秘密所在；杏仁是维生素 B_{17}，也就是苦杏仁苷植物生化素的最好来源，这种物质具有很强的抗癌能力。

或维生素B_{17}，证实能防治癌症。其他如苹果、樱桃、桃子及李子的核，也都含有抗癌、防癌的植物生化素维生素B_{17}。此外，小米、荞麦、扁豆、鹰嘴豆也有少量维生素B_{17}成分。

杏仁的维生素E含量是坚果类食物中的翘楚。中国人将杏仁当成药材来使用已有数千年的历史，《本草纲目》记载："杏仁味苦、辛、微甘，性温。有小毒。主入肺经，有降气行痰、除风散寒、润燥通便之功效。"一般来说，杏仁可依产地不同分为南杏和北杏。南杏仁味甘，又称甜杏仁，在中医上的用途不大；北杏仁味苦，又称苦杏仁，中医所说的杏仁多指苦杏仁，具有许多疗效。

从营养素的角度来看，杏仁含有维生素E、单元不饱和脂肪酸、钙、镁、锌、钾等。最重要的成分是维生素E，主要功效便是抗氧化、抗癌及抗老化。杏仁所含的维生素E是其他坚果类的10倍以上，只要30～50克的杏仁（大约35颗）就可提供人体一天所需要的全部的维生素E。

当然，杏仁除了含有特别丰富的维生素E，所含的脂肪几乎都是不饱和脂肪酸，所以不但不会造成身体的负担，反而能去除胆固醇，预防动脉硬化。而其中丰富的钙与镁，则能建造好骨骼。此外，杏仁不只味道香甜，还是个"开心果"，因为它丰富的维生素B_2与烟碱酸能适时地舒缓紧张的情绪。

南杏仁	味甘，又称甜杏仁，在中医上的用途不大
北杏仁	味苦，即中医所指的种类，具有许多疗效

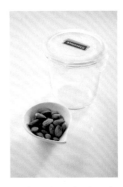

食用小秘诀

　　杏仁富含的维生素E是脂溶性维生素，能与脂肪共存。但杏仁一旦不新鲜，脂肪就容易氧化，无法发挥维生素E原本的功效，所以好好保存十分重要。一般带壳杏仁较能减缓氧化速度，但市面上卖的多是无壳杏仁，建议将其放入密封瓶罐内，减缓氧化速度，以保持新鲜。

　　烘烤的杏仁已破坏了内含的油酸及卵磷脂，才会发出香味。此味道为多环芳香烃，为致癌剧毒物质。熟杏仁食用过量不宜，建议每周食用一次极小量，身体会自然代谢；但还是生食为佳，可摄取到强效抗癌植物生化素B$_{17}$。

▲ 杏仁容易变质，建议存放在密封瓶罐，以保持新鲜度

（2）蓝莓

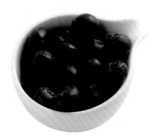

▲ 现代人十大最佳营养食品之一

　　蓝莓（Blueberry）原产地是北美大陆，后来才引入欧洲，目前在我国东北、西南、长江流域及沿海地区有种植。

　　蓝莓含有丰富的吸收氧化自由基的能力。蓝莓的抗氧化指数（Oxygen radical absorbance capacity，简称ORAC）很高，能防止自由基破坏细胞；又有白藜芦醇（Resveratrol），可以保护心血管和心脏健康；其白藜芦醇和维生素C，也是对抗老年痴呆（失智症）的有效成分；丰富的莓酸（Ellagic acid）更是抗癌勇士；所含的花青素还可以防止心脏病、血管氧化；类黄酮可以防止脑细胞被自由基破坏；蓝莓中的鞣酸又名单宁酸，则可以防止尿道发炎。

　　美国农业部（United States Department of Agriculture）的研究也指出，吃蓝莓可以预防癌症和减缓衰老，尤其对于记忆力衰退和运动神经减弱

有预防的效果。

吃蓝莓能有这么好的功效，难怪它被2002年1月21日出刊的《时代》杂志报道，并被列为"十大现代人最佳营养食品"之一。

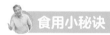 **食用小秘诀**

在盛产蓝莓的季节（每年6月—9月），建议每天食用半杯新鲜蓝莓，有增强脑力和视力的作用。

蓝莓为至阳之果，盛产季时可以当零嘴天天享用1大盘。若买不到新鲜的蓝莓，可用低温烘焙的有机蓝莓干或蔓越莓干代替，以无添加糖分的为佳，或者用枸杞子替代。蓝莓经高热干燥后，由温性转为凉性，如果食用过量蓝莓干，或饮用过多加工过的蓝莓汁，可能会干咳不止。

蓝莓的饮食宜忌

1. 盛产期可吃半杯新鲜蓝莓，提升脑力及视力

2. 制作蔬果汁时，如果没有新鲜的蓝莓，可用低温烘焙的有机蓝莓干、蔓越莓干、枸杞替代

3. 食用过量的蓝莓干或加工过的蓝莓汁，可能导致干咳不止

（3）樱桃

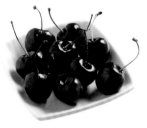

▲ 铁含量居各水果之首

樱桃（Cherry）是蔷薇科的有核水果，最早栽种地无处可考，只知部分品种起源于北美洲，部分起源于黑海地区，另一些则起源于中国，已有三千多年的栽培历史。

樱桃所含的营养素非常丰富，其中有一种重要的活性物质鞣花酸，可消除人工和天然致癌物，达到预防癌症的功效；除了樱桃，草莓和葡萄中也含有量较多的鞣花酸。此外，樱桃的铁含量可以说是水果之冠，每100克高达6毫克，比苹果、橘子、梨子等高出20倍，是补充铁质的最佳食物之一。

樱桃还含有丰富的维生素C、维生素E，能防止自由基破坏细胞，可预防心脏病、帕金森病、癌症；樱桃中的白藜芦醇可以活化长寿酶（Sirtu enzyme），延长生命；紫苏素（Perrilyl alcohols）可以溶解肿瘤；花青素能抑制环氧酶2和5-脂氧合酶（5-lipoxygenase，简称5-LOX）运作，预防发炎、抗老化；樱桃中还含有黑激素，可改善眼睛疲劳、修补细胞、帮助睡眠。

除了樱桃果肉，樱桃核中也含有氰化物和花青素等抗癌成分。虽然核中还有氢氰酸（Prussic acid），是一种含剧毒的植物生化素，但少量氢氰酸可以缓解胸痛、胃痉挛，并杀死肠道中的寄生虫。

食用小秘诀

樱桃有改善痛风的功用，可每天吃1大碗去核的樱桃（约60粒）和喝8杯活性水，并断绝一切肉类及豆腐。7～10天后视个人状况，应有助于改善痛风病况；进一步改善痛风症状，也可用4颗柠檬挤汁加入2升水中，一天中饮用完毕。

櫻桃核有着坚硬的外壳，会使蔬果汁味道变苦，不易入口，所以制作蔬果汁前必须取出核。

1大碗去核的櫻桃（约60粒）　　+　　8杯活性水　　=　**改善痛风**

（4）草莓

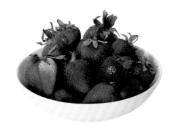

▲ 打击癌细胞的植物生化素高手

草莓（Strawberry）原产于南美洲，全世界各地都有栽培。草莓含天然蛋白质、B族维生素、维生素C、苹果酸、柠檬酸。新鲜时享用，有清凉止渴之感，在药用上可防止骨质疏松症，所含维生素C有抗自由基的功能，对人体清血、利尿也有所帮助。

草莓含极高的维生素C，可以保护眼睛免受烈日、紫外线的伤害；草莓中的叶酸和维生素K还可以融化阻塞血管的同半胱胺（Homocysteine）硬块，防止中风、心脏病发作。

此外，草莓中还含有可观的钙、镁，如果天天食用，可以防止骨骼疏松，增强骨骼强壮度；草莓含有的莓酸又名鞣花酸，为打击癌细胞的植物生化素高手，可以溶解毒素，防止细胞异变，用来治疗食管癌等。

除了果肉，别忘了还有草莓的种子，它含有催眠素，可以治疗失眠。

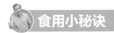

食用小秘诀

　　草莓果实水分多、皮薄，因此不耐搬运，偶有碰撞挤压，很容易腐烂。所以在选购时，建议以果蒂鲜绿、表皮圆滑、无受损、色泽鲜红的为佳。

（5）蔓越莓

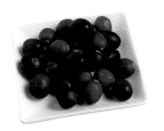

▲ 可预防尿道、阴道细菌感染

　　蔓越莓（Cranberry）属蔓越橘科，是一种特产于北美少数地区，生长在矮藤上、表皮富于弹性的鲜红色小圆果子，所以也有人称它为"小红莓"。由于蔓越莓需要在特殊的环境和气候条件下才能栽培，全球的蔓越莓产区不到4万英亩，产量有限，因而有"北美红宝石"的美称。

　　相关研究显示，蔓越莓被广泛地用来预防或治疗尿道、阴道方面的细菌感染。由于是大自然提供的对付膀胱炎和尿道感染的最佳武器之一，在美国蔓越莓的年消费量为53 000多吨，数量非常惊人。

　　蔓越莓的抗菌黏附机制，在临床治疗及流行病学研究上也有相当突出的表现。比如含有高量草酸（Oxalic acid），可帮助排出体内宿便。然而加热煮过的蔓越莓汁会形成草酸盐（Oxalate），有造成肾结石之忧，需特别注意。

　　此外，蔓越莓还含有很高的鞣酸，又名单宁酸，可以防止尿道发炎；蔓越莓种子内也含有很高的脂肪酸、莓酸，可以防止血栓、降低胆固醇、杀菌、防癌，尤其能杀死胃中的幽门螺杆菌（Helicobacter Pylori，简称HP）。

食用小秘诀

　　新鲜蔓越莓的酸度可媲美柠檬，因此建议去核后，加木糖醇

（Xylitol）和活性水，放入蔬果机打汁来喝。这样不仅调和口感，还能增加钙质，预防骨质疏松症。

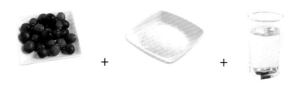

新鲜蔓越莓　　　　　木糖醇　　　　　活性水　　　　　＝增加钙质，预防骨质疏松症

若买不到新鲜的蔓越莓，可以用低温烘焙的有机蔓越莓代替，但是要挑选无添加糖分的，或者用枸杞子替代。市售蔓越莓果干或果汁会额外添加糖分，肥胖及糖尿病患者应适量食用。

▲ 蔓越莓干或果汁，糖尿病患者/肥胖者不宜食用过量

种子类

（1）枸杞

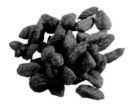

▲ 常食可延年益寿、青春永驻

枸杞（Lycium barbarum）又名枸杞果，是枸杞的果实，属莓类。外表红润，滋味如同葡萄般甜美。目前以中国宁夏、甘肃两地所生产为优。

枸杞含有维生素A，可以保护眼睛，使肌肤保持年轻；另有B族维生素，可以帮助新陈代谢；鲜

枸杞的维生素C含量很高，超过同等重量橙子500倍，能增强体力；维生素E能使血压与心脏功能正常。

枸杞所含的多糖体，有增强非特异性免疫的作用，促进吞噬细胞的吞噬功能，加强血清溶菌酶的活力和抗体的提高，并增加抗体细胞的数量。

还含有18种氨基酸和21种微量金属，可以帮助美容和减肥；拥有类黄酮、多元酚（Polyphenol）、胡萝卜素及黄铁醇（Pyrsoles），这些植化素都可以强化我们的免疫和自愈系统，并能抗炎、抗霉菌、净化器官，尤其是肾脏和肝脏。所以经常食用枸杞，可以明目强身、延年益寿。

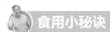 **食用小秘诀**

可以将枸杞当零食生嚼食用，滋味非常甘甜。或泡在温水中，让其释放出甜味，当作保健养生茶享用也很不错！

吴医师的保健养生茶

材料

枸杞子1大匙
红枣（或蜜枣）2～3粒
甘草5～6片
北杏仁1小匙
大豆卵磷脂1小匙
蜂花粉1/3小匙

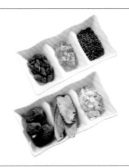

做法

1. 将甘草、北杏仁和红枣放进汤锅中，加入水3杯，以中火煮15～20分钟（约剩2杯的水量）。
2. 加入枸杞子，以中小火继续煮1分钟，即可熄火。
3. 加上卵磷脂、蜂花粉（可随个人喜好添加分量或不加都可以）调匀，即可饮用。

吴医师的小叮咛

★ 如果平时忙碌没时间，也可以在睡前取甘草、北杏仁、红枣，加上500毫升水，放入电锅中煮热；第二天早上加入枸杞子焖约1分钟，再放入卵磷脂、蜂花粉拌匀，当早茶饮用。

★ 长期饮用此茶，可提高免疫力，补气、补肾、提神醒脑、强化眼睛功能、美化肌肤，不仅经济实惠，而且老幼皆适宜，建议您不妨一试。

★ 注意，糖尿病患者不能添加甘草和红枣，建议改用黄芪（北芪）或党参或花旗参。

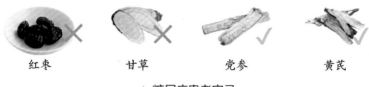

| 红枣 | 甘草 | 党参 | 黄芪 |

▲ 糖尿病患者宜忌

（2）亚麻籽

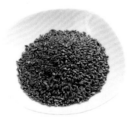

▲ 身体细胞所需的重要原料

亚麻籽（Linseed or flax seed）为亚麻科植物亚麻的种子，主要产于内蒙古、黑龙江、吉林等地。

亚麻籽含有基本油酸Omega-3、Omega-6和Omega-9，其中Omega-3为鱼肝油的两倍。

基本油酸是人体每个细胞所需的重要原料，如果生病或器官功能有衰退的倾向，亚麻籽是每日一定要补充的食物。建议每人每天食用6汤匙亚麻籽。

此外，亚麻籽还可预防心脏病、癌症、脑部退化，降低胆固醇、血脂、血糖；其中所含的维生素E，还能预防脱发、眼睛退化及皮肤干枯。另外，亚麻籽中含最高的木酚素（Lignan）可以防治肠癌、乳腺癌及前列腺癌。

食用小秘诀

建议每天每次食用2大匙亚麻籽和2大匙芝麻（亚麻籽和芝麻现磨现食可摄取到健康的油脂含量），一天3次，可确保身体健康。

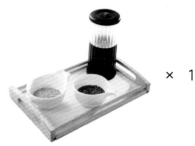

× 1天3次

（3）芝麻

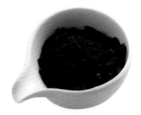

▲ 含珍贵的芝麻木酚素，可防止维生素E、维生素C被氧化

芝麻（Sesame）是胡麻科植物胡麻的种子，原产于中国大陆。早在《诗经》中就有芝麻的记载，旧称"麻"或"苴"。目前芝麻在许多国家都有栽种，对于环境的适应力十分强，印度和中国大陆的产量占全世界的一半左右。

芝麻含有许多基本油酸，如植物生化素芝麻醇（Sesamol），它可提升维生素E[1]的功效，尤其是维生素E中的 γ 类[2]，能防止自由基破坏细胞，并减少自由基数量。

芝麻最珍贵的营养素是芝麻木酚素（Sesame lignan），也是一种植化素，可防止维生素E、维生素C被氧化，抑制胆固醇和脂肪，以防动脉硬化，

[1] 所谓的维生素 E，是指 8 种天然的生育醇（Tocopherols）的总称，依活性可分为 α 、β 、γ 、δ 四项。其中以 α 类生育醇具有的活性最高，抗不孕作用最大； δ 型的抗氧化作用最大。所以要想真正对身体有保养好处，就要采购包含 8 种活性的维生素 E。 α 类维生素 E 不能消灭已经存在体内的自由基，只能保护正常细胞不被自由基破坏，而且保护完一个正常的细胞不被自由基破坏后，就已经氧化，丧失了原有的保护功能。

[2] γ 类维生素 E 能消灭掉已经存在体内的自由基，还能恢复已氧化的 α 类维生素 E 的功能，同时也将减少体内的自由基数量。

降低罹患癌症、心脏病的概率。

　　芝麻还可以减少肝脏制造还原酶抑制剂（HMG-COA），从而降低胆固醇的产量，并提升好的胆固醇。此外，芝麻因含有丰富的蛋白质与不饱和脂肪酸，能保持血糖稳定；加上所含丰富的矿物质，如钙与镁有助于骨骼，其他营养素则能美化肌肤、帮助润滑大肠，利于排便，延缓衰老，因此芝麻可以说是极佳的美容圣品。

食用小秘诀

　　芝麻连皮薄膜一起吃不容易消化，最好磨碎后再吃，不仅能闻到迷人的香气，更有助于人体吸收。

　　把磨碎的芝麻粉和蜂蜜一起搅拌，当成果酱或沙拉酱食用，更能得到芝麻百分之百的好处。

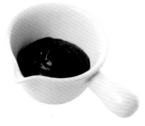

▲ 芝麻粉+蜂蜜糊

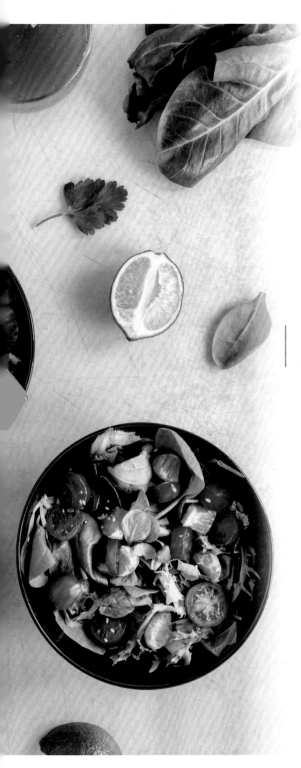

第三部分
PART3

吴医师的
健康生活处方

改善体质，从生机饮食开始

如今受到内外环境污染、人造激素、
基因改造、食物营养不良和情绪焦虑等因素影响，
我们体内的酸性废物累积太多。
而长期的饮食不当，造成身体内部感染发炎，
加上外来毒物的侵蚀，免疫系统军队精疲力竭，
无法有效抗战，而自愈系统也无法及时修补。
久而久之，只会令体质及免疫自愈力下降，
因此，唯有调整饮食、改掉坏习惯，才能重拾健康。

不一样的生机饮食法

生机饮食法中的"生""机""饮""食"四字都有严格含义，并非简单的素食食谱一概而论。

生

"生"字是指一切从土地中生长出来的有生命的食物。比如，种子在泥土中发芽后长成的一棵棵活生生的蔬菜和五谷杂粮。无论煮熟、清蒸、生食沙拉，或煮成饭粥，都属于"生机饮食"中"生"的原意，都能补充身体每日消耗的能量。不过，一切有生命的食物被煮熟后，所含的维生素、酶素会被破坏掉，只有植物生化素不管生吃还是熟吃都不会被破坏；但植物生化素需要靠维生素、酶素来发挥作用，才能供应免疫和自愈系统打击敌人，修复被血毒和游离基所破坏的器官。鉴于此，我特别强调：

★ 健康的人，可以吃一切煮熟的菜蔬，但也尽量多吃全生的沙拉；

★ 有病的人，请尽量吃一切全生的沙拉、全生的蔬果汁及全生的坚果，才能得到齐全的养分，让身体更快恢复健康！

机

"生机饮食"中的"机"，是指有机食物，包括：

★ 尽量不吃一切施加农药、化肥的食物；

★ 尽量不吃一切基因改造的食物；

★ 尽量不吃一切无土耕种的食物；

★ 尽量不吃一切人工培养、培植的食物；

★ 尽量多吃一切用木碎、树叶碎及人类粪便施肥的食物。

饮

"生机饮食"中的"饮"，是指只喝一切无害身体健康的饮料，包括：

★ 一切中国茶、花草茶、人参茶、纯水、活性水；

★ 不喝一切过滤水、半滤透水、净化水、碱性水；

★ 不喝一切汽水、加糖的饮料、运动饮料；

★ 不喝一切有酒精的饮料；

★ 不喝一切会刺激肾上腺的饮料。

食

"生机饮食"中的"食"，是指：

★ 只吃一切水煮、清蒸、可生吃的食物。

★ 只吃一切血型所允许及重要的食物。

要尽量远离：

★ 一切用非有机饲料养大的动物肉类及其产品，如禽蛋类、牛乳类制品；

★ 一切用激素养大的食物，如海鲜；

★ 一切人工培植的食物；

★ 一切无土耕种的食物；

★ 一切基因改造的食物；

★ 一切精制淀粉做的食物；

★ 一切煎、炸、炒、烤、烧的食物。

因为上述食物，就是引起一切慢性病及癌症的根源！

又因为人有惰性及习性，有时免不了会吃一些荤油美食，或逢年过节会喝些红酒、啤酒。没关系，只要常常能警惕、反省、思过，一旦吃喝了不应该吃喝的东西，立刻懂得用对症下药的营养补充品（非保健品）如纤维粉、益生菌、免疫素、银水醇排毒，保护好器官。而平时大多数时间坚持执行生机饮食法，一定能改善体质、保证健康的免疫力。

4阶段调整饮食，远离疾病

要想改善体质，在时间上可分为4个阶段进行。不必从每天习惯吃大鱼大肉一下子修正到无鱼无肉，不妨按4个阶段循序渐进地改变，这样身体也会越来越健康。饮食调整建议一周6天，星期天可以稍微休息一下，和家人、朋友们欢聚一堂，让心情放松，享受一下美食。

　　我自身的饮食作息是，从星期一到星期六，每天早上饮用两杯500毫升、用2200 W强力蔬果机打成的蔬果汁当早餐；上午11点左右再饮用一杯蔬果汁，1小时后吃一大盘蔬菜沙拉当午餐；接着下午1点～4点陆续饮用两杯蔬果汁；晚餐前1小时先喝一杯蔬果汁，之后再吃一小盘蔬菜沙拉，以及由各种发芽豆类和糙米所煮的豆米饭。如果晚餐不吃豆米饭，则改吃些生坚果，如核桃、杏仁等种子类。此外，我每天一定会喝一定量的纯净水或活性矿物质水，让身体获得充足的水分补给。

　　至于星期天，我通常在教会做完礼拜后，直接享用教会预备的午餐，晚上则和家人或朋友在外面聚餐。也就是说，星期一到星期六我以喝蔬果汁、吃蔬菜沙拉为主，第七天则简单且随意地吃。这样做能持续吸收食物真正的营养，增强身体的抵抗力。但这套做法只适用于一般人保健强身，罹患癌症或其他严重疾病者，除了落实医院的疗程，仍应根据个人所需食谱进行饮食调整，不能胡乱进食。

吴医师的一周饮食参考

星期一至星期六	
早上	2杯蔬果汁
上午11点	1杯蔬果汁

中午12点	1大盘蔬菜沙拉	
下午1点～4点	2杯蔬果汁	
晚餐1小时前	1杯蔬果汁	
晚餐	1小盘蔬菜沙拉＋豆米饭（或生坚果）	
星期天		
简单、随意吃！		

饮食调整的4个阶段

第一阶段：将以往每天不可或缺的大鱼大肉稍稍减少分量，另外添加一些新鲜蔬果的比例。

第二阶段：将大鱼大肉的分量再降低，同时避免煎、炒、烤、炸的烹调方式；新鲜蔬果的分量则应加多，多吃烫蔬菜（烫1分钟即可）。

第三阶段：将大鱼大肉的分量降得更少，并食用大量蔬果。蔬菜可一半生食（可打成蔬果原汁饮用）、一半熟食（青菜烫1分钟即可）。

第四阶段：完全不吃鱼和肉或一星期只限吃两次少量的鱼或肉，开始全面大量生食蔬菜和饮用蔬果原汁。

饮食调整的4个阶段

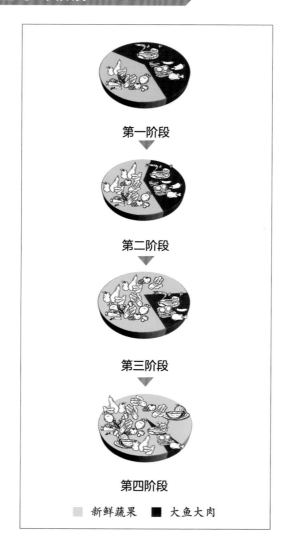

第一阶段

第二阶段

第三阶段

第四阶段

■ 新鲜蔬果　■ 大鱼大肉

其实新鲜的蔬菜，尤其是稍微发芽的豆类，有很高且立刻可用的氨基酸来制造抗体。而且新鲜的蔬菜本身有足够的酶素来帮助消化食物，不用消耗身体丝毫的能量和酶素，让身体有机会获得休息，进而恢复体能，并利用身体多余的酶素来消化掉外来细菌和癌细胞膜。

除了多吃新鲜蔬菜，直接喝蔬果原汁会更容易消化，更加快速有效地提供一切营养给身体的每一个细胞单位。对于体弱的病患者，可以说是一种"优惠存款"，而非"提款、借贷"。至于在挑选蔬果时，建议以新鲜、无农药、外观鲜艳完好的蔬果为主；蔬果的颜色也要尽量五颜六色地多元选择，如此才能让营养更完整。若再加上适量的运动，保持心灵平和，多做反射区按摩等，这些都有助于改善癌症病情。

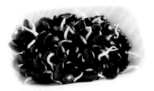

▲ 发芽黑豆

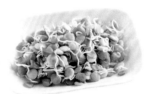

▲ 发芽扁豆

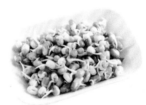

▲ 发芽绿豆

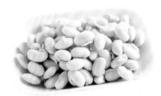

▲ 发芽黄豆

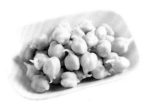

▲ 发芽雪莲豆

缩短病程4大要诀

1. 五颜六色均衡饮食

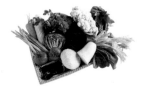

2. 适量的运动

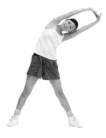

3. 保持心灵平和

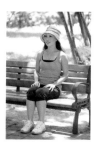

4. 多做反射区按摩

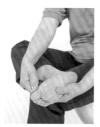

酸碱平衡也是决定健康的重要因素

除了利用上述4阶段饮食方式来达到改善体质的目的，酸碱平衡也是促使人体健康重要的因素之一。当人体处于正常的弱碱性时，身体免疫力强，生病机会自然少。

酸碱值是测量身体血液呈酸性或碱性的尺度，以0～14为测量刻度，7为中性，7以下为酸性，7以上为碱性。健康的血液酸碱值为7.35～7.4。我们出生时的酸碱值就是微碱，近乎完美的7.35中性境界，所有器官都很清洁、纯净，充满生命活力。然而在出生后的几十年，酸性废物不断积累，加上垃圾食品、药物、化学饮料、空气污染等因素，将我们体内原本平衡的酸碱性转向偏酸性。于是酸性废物、毒素渐渐腐蚀、毒化我们的五脏六腑，甚至脑部、关节、血管等的健康细胞。这些遭受侵蚀破坏的细胞就会产生感染、发炎、肿大、堵塞血液的流通等，各种病变接踵而至，使我们的身体健康亮起红灯。

要知道，人体的40～60兆细胞无时无刻不在忙碌着新陈代谢的工作，制造新细胞来替代衰竭的旧细胞。要完成新陈代谢的工作，每个细胞都要有充足的食物营养当作燃料，来生产生命所依赖的热能和能量。在这个过程中，身体也会生产酸性自由基和排泄出少量酸性废物，以维持体内的酸碱平衡。如果我们的身体能保持一个清洁的内在环境，新陈代谢产生的酸性自由基和酸性废物都能被实时分解掉；但如今受到内外环境污染、人工激素、基因改造、食物营养不良，再加上情绪紧张等因素，我们体内的酸性废物累积太多，因而不能全部被排出。

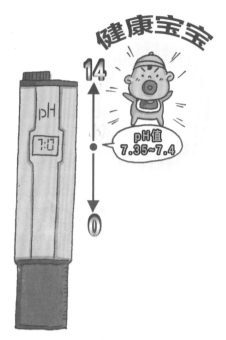

▲ 人体正常酸碱值平衡点

我们都很清楚，长期的饮食不当自然会使身体内在感染发炎，加上外来毒物的侵蚀，我们的免疫系统军队就容易精疲力竭，无法有效抵御入侵细菌、霉菌、病毒，而自愈系统也无法及时做好修复。久而久之，外来的菌毒有了立足之地，产生了以下后果：

★ 大量破坏其他细胞：这是癌症的开始；有时需要10～25年的潜伏期，才会被发现。

★ 血管壁细胞受损发炎：阻塞血液循环，带来高血压、心脏病等心血管疾病。

★ 关节细胞受损发炎：阻断营养供给和废物的排泄，形成疼痛、关节炎。

★ 肝脏细胞受损发炎：阻塞血管，将氧化的胆固醇带回肝脏，使胆固醇升高、诱发中风。

★ 胰脏细胞受损发炎：不能有效分泌胰岛素，将葡萄糖送去身体所有细
　胞，形成高血糖、糖尿病。

由上述可知，酸性废物累积带来的疾病不胜枚举。几乎所有慢性病都是
由内在污染造成，内在污染实为影响我们身体健康的头号大敌。

造成身体内在污染的，除了环境污染、饮食和药物不当，还有情绪紧
张、工作和学业压力等。这些酸性毒素，是导致我们身体酸碱值失去平衡的
原因。

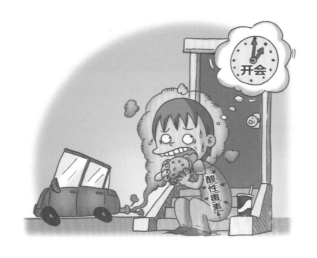

▲ 酸性毒素

酸性食物包括一切精制粉类制作的食品，如面条、面包、包子、馒头、
蛋糕、饼干等，还有糖果、蜜饯、汽水、咖啡、牛奶、奶酪、牛油、植物
性奶油、冰激凌、酸奶等。另外，一切含有激素的肉类，包括火腿、腊肉、
香肠，以及通过煎、炒、烤、炸、烧等烹煮方式做出的食物，都属于酸性
食物。

人体内的酸碱平衡，可从日常饮食着手改善，只要多留意所吃食物的酸
碱性，便可适时调整体内的酸碱性。

如何将酸性体质变为碱性体质？

★ 多吃碱性蔬果（参考下方"酸性食品、碱性食品"表）。

★ 尽量不喝未净化的自来水。因为自来水属于酸性，在家中可喝净化过的中性纯净水。

★ 保持一天3～4次排便。晋代葛洪《抱朴子》一书中说："若要长生，肠中常清；若要不死，肠中无屎。"就是要我们不要吃太饱，并保持大便通畅。

★ 借由适度的运动让身体放松，减少情绪紧张。

★ 放慢生活的步调。偶尔可借祈祷、静坐或冥想，达到心灵的平静。

酸性食品

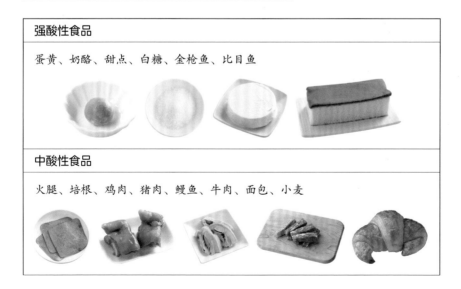

强酸性食品

蛋黄、奶酪、甜点、白糖、金枪鱼、比目鱼

中酸性食品

火腿、培根、鸡肉、猪肉、鳗鱼、牛肉、面包、小麦

弱酸性食品

白米、花生、啤酒、章鱼、通心粉、葱、巧克力

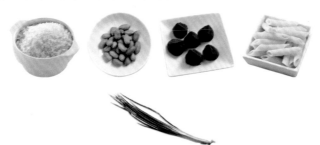

碱性食品

弱碱性食品

红豆、苹果、甘蓝菜、豆腐、包菜、油菜、梨子、马铃薯

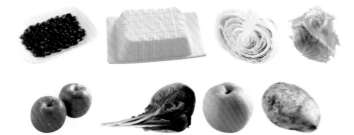

中碱性食品

大豆、番茄、香蕉、草莓、蛋白、梅子干（由梅子酿成的各式蜜饯）、柠檬、菠菜、海苔、紫菜

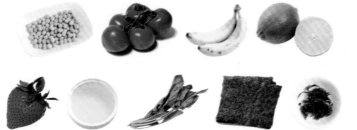

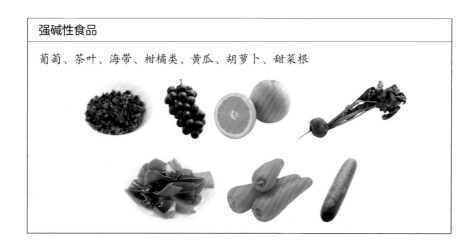

强碱性食品
葡萄、茶叶、海带、柑橘类、黄瓜、胡萝卜、甜菜根

蒸、煮、烫、凉拌是最好的健康烹调法

我们做饭总少不了煎、炒、烤、炸，而且要烹调到微焦，才觉得香脆爽口。然而这些微焦食物含有致癌物质，吃进去会产生对人体有害的自由基。80%以上的疾病都与自由基有关，尤其是慢性病，如癌症、中风、高血压、血管硬化、糖尿病、关节炎等。

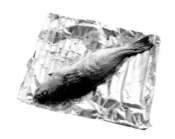

▲ 微焦食物虽然美味可口，但会产生对人体有害的自由基，使身体酸碱值失去平衡

有些地区传统习惯的"热油快炒"也是不好的烹调方法。科学研究指出，食物只要超过100℃的高温烹调，就容易产生有害致癌物，而且烹调时间越长，产生的致癌物越多。采用蒸、煮、烫、凉拌等低油烟的方式，才是较安全的烹调法。

为了达到这个效果，目前市面上贩卖的

原味锅、快锅等健康锅具，可以提供一些帮助。举例来说，快锅传热均匀快速，以高温高压原理烹调。快锅的原理是在短时间内将锅内温度升高到一定的尖峰温度，并持续发挥热效应，让食物在短时间内即可完成料理。不会因长时间烹煮而流失营养，同时保有食物鲜美的风味。

　　虽然蒸、煮、烫三种烹饪方式的温度约在100℃，不会产生过多有害物质，对身体无害；但最健康的方式，还是生机饮食，如凉拌、生食等，以最简单的烹调方式吃到食物的甘甜原味。

烧烤与癌症的关系

　　烤焦的食物真的会致癌吗？许多人可能抱着怀疑的态度。美国癌症医学会曾公开呼吁人们少吃烧烤类食物，因为根据医学研究结果，1磅重（约453.6克）的烧烤牛排，足以产生相当于600根香烟的致癌物质，这也是许多人不抽烟却得肺癌的原因之一。

低油烟安全的烹调法

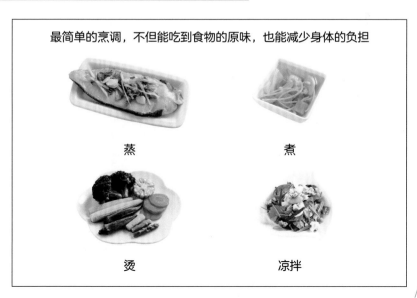

最简单的烹调，不但能吃到食物的原味，也能减少身体的负担

蒸　　　　　　　　　煮

烫　　　　　　　　　凉拌

　　动物实验也证明，烤焦的食物会导致动物得癌症。这项研究显示烤焦的肉类对于人体也有影响，虽然以动物的量与人类的量换算的话，大概为二万分之一，比例非常低，但最好尽量避免，尤其是中高龄的人。

　　其实烧烤最大的问题，在于加在食物上的油汁、酱料。这些油滴落在炭火上，经高温产生致癌物质，附在烤肉、烤豆干、烤玉米、烤鱼等烤物上被吃入人体内。长期食用下来，致癌概率就会比较高。此外，火焰还会使蛋白质产生化学变化，转变成剧毒的致癌物质杂环胺（Heterocyclic amine）。常常吃进这些物质，自然容易导致癌症的发生。

　　事实上，几乎所有食物经过煎、烤、炸、炒等高温烹调处理后都会产生致癌物质。如炸薯条、炸油条、炸芋头球、炸甜甜圈等，淀粉类食物经过油炸或高温烘烤会产生大量的丙烯酰胺（Acrylamide）。在动物实验中，丙烯酰胺会导致DNA附加物的形成，进而引发基因突变，增加致癌的概率。

烧烤食物的致癌风险

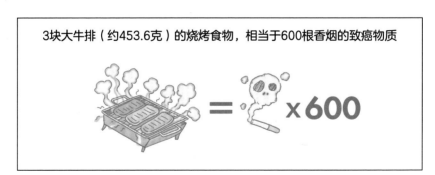

3块大牛排（约453.6克）的烧烤食物，相当于600根香烟的致癌物质

　　了解这层关系，为了避免致癌物质危害我们的身体，建议尽量少吃煎、炸、炒及烧烤类的食物。如果迫不得已，遇有重大场合需求、应酬或宴客等，也最好以一周一次为上限；与此同时多饮用新鲜的蔬果原汁，最好一天能喝4~6杯，借以排出体内毒素，并供给免疫和自愈系统足够的植物生化素。

　　我和家人的习惯是，如有非去不可的应酬时，会在出门前喝一杯蔬果原汁打底；如果当天宴会中要喝酒，则会在蔬果原汁内再加1小匙纤维粉混合饮用。如此便能让免疫系统和自愈系统在身体内预先做好环保工作。

参加宴会前的饮食建议

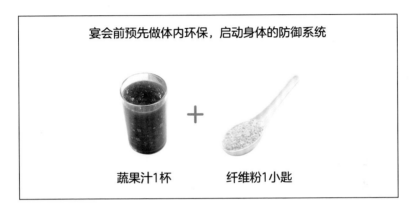

宴会前预先做体内环保，启动身体的防御系统

蔬果汁1杯　＋　纤维粉1小匙

油炸食物有致癌风险

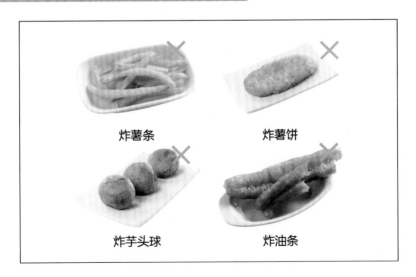

炸薯条　　　　炸薯饼

炸芋头球　　　炸油条

多喝水却喝错水，一样不健康！

人体有70%的水分，婴儿出生时体内的水分更高达80%，然而现代人体内的水分却只有60%～65%，使得身体内每个细胞都处于缺水的状况。没有足够的水分，细胞便无法排毒，甚至会导致中毒，使细胞死亡、异变为癌细胞；血液污黑转黏，引发便秘；皮肤水分不足，产生黑斑、皱纹、老化、掉发等现象。

如果问一个人"一天喝几杯水？"得到的通常是"不知道"或者"3杯咖啡""2罐茶""1瓶可乐""1杯珍珠奶茶"等各种答案。但无论咖啡还是茶，都与水的分子结构不同，水分子是H_2O。喝1杯咖啡要消耗掉体内3杯水的储量，喝1杯茶要消耗掉体内2杯水储量，才能化解咖啡因的毒素；喝了1杯汽水或红酒，则要耗掉体内6杯水。

所以说，只有喝水，并且喝对水，才能根本解决身体的病痛。而且喝水的方式很重要，一定要小口小口慢慢地喝，让身体细胞有充足的时间吸收水分子；大口喝水只会使细胞来不及吸收，就全部跟随尿液流失了。

一般我们可以取得或购买的水，不外乎净化水、矿泉水、渗透过滤水、碱化水、纯净水、活性水等几种水，下面我们来探讨它们的优缺点。

净化水——并非安全的水

净化水只是将自来水用过滤器过滤掉重金属，细菌和化学物质还残留着，不是安全的水。

矿泉水——可能使细胞提早衰老死亡

有些人以为，饮用矿泉水可弥补蔬果矿物质的不足。然而，市面上的矿泉水多含大量无机矿物质，不但不能供应身体所需矿物质，还会增加身体负荷，阻塞细胞和细胞间的空间，使营养无法送达细胞内，于是细胞逐渐衰弱、死亡。

同时，由于耕种施肥方法的失当，土壤矿物质有偏差，蔬果有机矿物质不齐全。就算是有机耕种的蔬果，也有不足的有机矿物质，只比一般蔬果好些；因为有机耕种的土地也可能是已被污染过的土地，就拿铁质来说，英国一项研究报告比较1940年至2002年的蔬果，发现2002年的蔬果足足少了48%的铁质。

矿泉水的矿物质是无机的，是岩石经风吹雨打侵蚀落下的细碎粒矿物质。这些矿物质比蔬果内的有机矿物质大上太多倍，我们的细胞根本无法吸收利用，反而会阻挡细胞之间的营养、氧气及血液的流通，使细胞提早衰老死亡。

渗透过滤水——还有残留的细菌及毒素

可以滤去95%的废物，但还有5%的细菌、杂物及毒素在水中，和净化水、矿泉水一样无法满足人体需求。

碱化水——可能导致消化不良

碱化水（即一般常说的电解水）是经过过滤系统和电解过程，将自来水碱化。一般人的血液偏酸，然而血液一定要偏碱才健康。身体时刻在维持酸碱平衡的工作，吃东西时胃会增加胃酸，来吸收食物；将食物送到十二指肠前，胰脏会产生二碳酸钠（Sodium bicarbonate）将酸性食物变碱性，以便肝脏吸收储存；余下的废物在进入大肠之际，又转为酸性。

我们不能常喝碱化水，常喝碱化水会导致消化不良、营养不足。我们不知道器官在何时需要酸、何时需要碱，所以不能靠碱化水来供应体内需要。

纯净水——1天喝8杯，可净化血液

纯净水一般采用蒸馏或反渗透技术。蒸馏是用蒸馏机将自来水用高温煮开，蒸发成水蒸气，再经过冷凝管道凝结成水；反渗透是利用反渗透膜，截留住无机盐、胶质物质、大分子溶质和杂质。这两种方法将一切废物、化学物、细菌及重金属排除留在污水里，得到纯净的中性水。纯净水属于中性，体内酸碱值偏酸的人可喝，偏碱的人也可以喝。

一般人一天喝足8杯（250毫升/杯）纯净水，就能让肾脏有足够的水来净化血液；如果是生病的人，则不只喝纯净水，更需要喝蔬果原汁和活性水来改善体质。除了建议每天喝8杯纯净水，我们的身体还需要大量的电解质（electrolyte）和矿物质。只有蔬果中的矿物质是有机活性的矿物质，是人体细胞能够吸收的。因为蔬果中的矿物质分子小过人体细胞，可以自由进出人体细胞，将废物带出细胞排掉，使细胞恢复活力与健康。所以要多吃蔬菜水果，借以获得活性矿物质，才能补充充分的营养，供给细胞运用。

活性水——比纯净水更好

活性水是由植物中提炼出来的"有机活性矿物质溶液"，加入蒸馏水、RO反渗透水、电解水或任何干净的水，经稀释后所得的活性矿物质水。

"有机活性矿物质溶液"中的矿物质就是蔬果中矿物质分子的大小，相当于细胞内的矿物质大小，所以能够自由无阻地进出细胞膜，加速细胞吸收所需的矿物质，并排出细胞中毒物，来年轻化细胞。

所有蔬果中都有人体极度需要的有机活性矿物质，但因大多数土壤长期耕作，造成蔬果中活性矿物质的不足，所以可以喝活性水弥补蔬果中活性矿物质的不足。

如果买不到活性水，通过每天喝6杯以上蔬果汁和每餐食用全生的蔬菜沙拉，也可以解决活性矿物质的不足。

我每天除了固定喝4～6杯蔬果原汁，早上起床后，会先喝2杯（共500毫升）加了1/4匙海盐的温活性水；然后一天之中再喝3杯纯净水和3杯活性水。之所以选择喝活性水，是因为我知道现今蔬果中所含的矿物质不足，而活性水不会影响身体的运作，能帮助营养吸收，保持细胞的净化。

当然，喝水量的多寡也要因人而异。如果是长时间坐在有中央空调的办公大楼内工作的人，一天喝6杯水就够了；如果是每天在外面跑业务、做外勤的人，一天可能要喝8～10杯的水量；如果是在大太阳下从事户外运动、劳动工作者，一天就必须喝上10～12杯的水，才能让身体真正获得充足的水分。

不同族群建议一天的喝水量

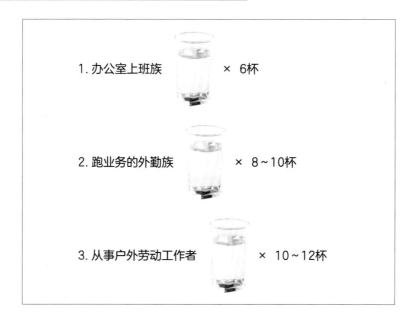

1. 办公室上班族　　　　× 6杯

2. 跑业务的外勤族　　　× 8～10杯

3. 从事户外劳动工作者　× 10～12杯

骨骼：要留住骨骼，杏仁奶、豆浆、果仁比牛奶更好

有些牧场为了不使牛群生病，以及刺激更高的牛乳产量，对它大量使用抗生素、生长激素等。新的研究发现，残留在牛奶中的抗生素与荷尔蒙含量惊人，已严重影响人类健康。

牛奶中的氨基酸、钙质和B族维生素，的确可以供应人体生长发育和细胞修护所需的营养素。对于普遍缺乏钙质、生活忙碌的现代人来说，每天喝一杯牛奶，便可达到25%的钙质和维生素D，足以满足每日需求量。然而随着许多新的健康观念提出，令我们开始反向思考——牛奶真的是喝得越多越健康吗？

事实上，2001年哈佛大学发表11年的追踪报告指出，每天食用超过2.5份乳制品（一份=240毫升牛奶），比每天食用少于或等于0.5份乳制品的人，多34%患前列腺癌的机会。

美国科学家塞缪尔·爱泼斯坦博士（Dr. Samuel Epstein）也表示，注射生长激素的牛挤出的牛奶中含有一种生长激素IGF-1，是导致乳腺癌的罪魁祸首。虽然正常牛奶中也有IGF-1，但含量不高，而施打生长激素则可能让牛奶的IGF-1含量比正常牛奶高出40倍。

2007年在渥太华举办的世界乳腺癌医学会上，曾发表了许多关于这方面的研究。塞缪尔·爱泼斯坦博士更是极力呼吁，各国政府应该正视乳牛施打生长激素的问题。根据他的实验研究结果，如果将IGF-1加到正常细胞内，正常细胞很容易癌化。另外许多数据也显示乳腺癌患者的IGF-1值通常偏高，所以说 IGF-1 生长激素是导致乳腺癌的祸首之一。

《英格兰医学期刊》在1992年7月30日，曾刊载了一篇卡里亚拉莱农（Karjalainon）医生的研究报告，指出牛奶中含有一种与胰岛 β 细胞相似的白蛋白肽（Albumin Peptide），会激发1型糖尿病。瑞典的学者也曾经针对6万名38～76岁的妇女连续追踪13年，发现每天饮用4杯以上乳制品的妇女，患卵巢癌的概率比每天喝2杯牛奶的妇女多2倍；每天喝2杯牛奶的妇女，患卵巢癌的概率比少喝或不喝牛奶的妇女多1倍。

多喝牛奶无法解决骨质疏松

2003年哈佛大学提出一份长达18年的"护士健康研究"，明确指出多喝牛奶并不会降低骨质疏松症的发生率。虽然牛奶可以补充钙质，但是摄取太多动物性蛋白，如牛奶或肉类，反而会加速钙质流失。

另外，哈佛大学也曾针对50万人研究乳制品与患癌的关系。发现每天饮用1杯牛奶，比不喝牛奶的人降低15%患结肠癌的风险；饮用超过3杯牛奶的人，则又会增加患前列腺癌的风险。

此外，牛奶中含有一种叫作酪蛋白（Casein）的蛋白质，人体很难完全消化，只有牛本身具有的3个胃能够消化酪蛋白。因此，牛奶的饮用并非必要！如果想喝，也请以1小杯为宜。

如果真的想补充奶类蛋白质，我的建议是可以改喝羊奶。羊奶的营养组成极似母乳，营养非常丰富，且容易吸收和消化，不妨尝试看看。当然，要想留住骨骼，仅凭拼命喝牛奶或补充钙片等是不够的，还得加上适度的运动，才可真正避免钙质的流失。

饮用奶类的健康方案

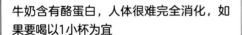

牛奶含有酪蛋白，人体很难完全消化，如果要喝以1小杯为宜	建议改喝羊奶，其营养成分极似母乳，非常丰富，且容易吸收和消化

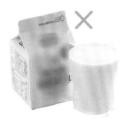

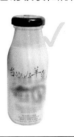

补充钙质，你还可以选择豆浆、水果

除了牛奶、羊奶之外，我们的日常饮食中还有许多食物富含钙。只要懂得巧妙摄取，同样可以得到足够的钙。比如豆浆、发芽的豆类可以取代牛奶；沙丁鱼、海藻、芝麻及深绿色蔬菜中也有丰富的钙。豆类是骨骼所需矿

物质的最好来源。

　　还有，多吃水果，特别是草莓、李子，也能让我们骨骼强壮。北爱尔兰的研究指出，大量吃水果能让人骨骼强壮。此外，我们摄取的许多食物中含有酸性物质，会降低骨质强度，而多吃蔬菜水果正好可以中和酸性，并抑制癌细胞，有抗氧化效果，也是不错的选择。

补钙的食物

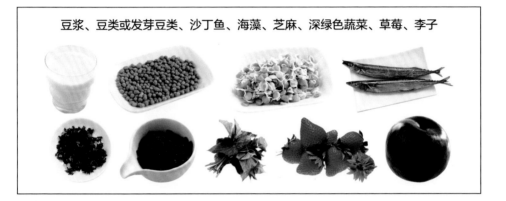

豆浆、豆类或发芽豆类、沙丁鱼、海藻、芝麻、深绿色蔬菜、草莓、李子

老少咸宜的坚果奶

材料

杏仁	1/4杯（约60克）
南瓜子	1/4杯（约60克）
亚麻籽	1/4杯（约60克）
芝麻（黑或白芝麻）	1/4杯（约60克）
小米（或荞麦、糙米、枸杞）	适量
纯净水	2杯
蜂花粉	2小匙
卵磷脂	1大匙
海盐	1/4匙

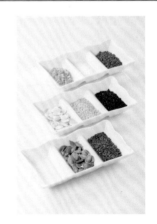

做法

1. 将杏仁、南瓜子、亚麻籽、芝麻、小米、蜂花粉、纯净水放入2200 W以上的蔬果机中，搅打至浓稠汁液状。
2. 倒入杯中，加入海盐、卵磷脂拌匀，即可饮用。

吴医师的小叮咛

★ 坚果奶（Nut Milk）营养丰富，可强化骨骼与防癌，适合全家人一起饮用。材料多少可随个人喜好或饮用人数自行变更。

★ 坚果奶制作完成后，可放入冰箱冷藏保存。待饮用时，加入1/4杯热水拌匀，即成温和顺口的坚果奶。营养又健康，可补钙、润肺、美肤，男女老少皆宜。

脂肪：6杯蔬果汁改善新陈代谢，终结肥胖

有一种说法是远古时代，人类历经大洪水的劫难后，食物匮乏，无法像过去一样自由自在地采集各种植物、果实生吃。许多原来只适合吃蔬果的A型血的人，被迫转而从事狩猎与采集，即以打猎、捕鱼、采集食物为生。由于当时食物来源极无保障，人类的身体为了适应新的环境，由A型血转变为能吃肉类的O型血，以将多余热量转化为脂肪储存起来，然后在没有食物时，将脂肪转化为能量使用。演化至今天，身体依然会继续将多余的能量转化为脂肪储存。

现代人的三餐多为精制的加工食品，常常早餐是加工过的牛奶麦片、三明治、汉堡；中餐是炸排骨便当、自助餐、牛肉面；到了晚餐更放纵自己享用烧烤牛排、涮涮锅等。餐与餐之间还有下午茶点心、夜宵等，饮料则是被加了大量糖的罐装汽水、乌龙茶或现冲果浆、奶茶等。当我们吃进这些精制加工过的食品时，摄取了高热量；再加上多吃少动，完全违反懂节制的A型血

和多动的O型血风格，使得身体悄悄变胖，自然严重影响身体健康。

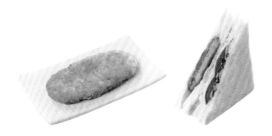

▲ 快餐虽然获取方便，但大多使用加工食材，热量高也会影响身体健康

身体质量指数BMI大于25，小心疾病上身

对于肥胖的判定，目前国际上以"身体质量指数"（Body Mass Index，简称BMI）为标准。身体质量指数是以体重（千克）除以身高（米）的平方。BMI最有利于健康与寿命的理想值为22，正负10%以内是正常的范围，但如果BMI大于24，就要注意是否需要减肥了。

成人的体重分级与标准

分级	身体质量指数	腰围
体重过轻	BMI＜18.5	男生＜90厘米 女生＜80厘米
正常范围	18.5≤BMI＜24	
过　　重	24≤BMI＜27	男生≥90厘米 女生≥80厘米
轻度肥胖	27≤BMI＜30	
中度肥胖	30≤BMI＜35	
重度肥胖	BMI≥35	

不过，BMI值是世界卫生组织抽样外国人所定的参考标准，不见得适用

中国人体质。严格来说，肥胖的定义是体内脂肪过量，如果以体重为基准，正常体脂肪含量应为男性12%～20%，女性20%～30%；维持健康的最低体脂肪量男性为3%，女性则为10%～12%。过高表示肥胖，但过低也不利于健康，女性可能会有停经的情形。

根据营养调查指出，代谢症候群的风险在BMI超过25时明显增加。代谢症候群就是指"三高一胖"：高血脂、高血压、高血糖和肥胖。

BMI值计算方式

> BMI＝体重（千克）÷身高（米）平方
>
> 例如：35岁女性，体重65千克，身高160厘米，
>
> BMI＝65÷（1.6×1.6）＝25.3（轻度肥胖）

通常BMI值越高，罹患肥胖相关疾病概率也越高，如糖尿病、高血压、心脏病、高脂血症等。在肥胖与不孕的关系中，也显示出BMI值超过25的女性较不易怀孕，且有卵子质量不好、无法正常排卵的情形；男性则是精子活动力较差，数量也较少。

如果你的BMI值超过标准，又有代谢症候群，最佳的预防及治疗之道是通过改变生活习惯、改善饮食方式以及增加运动量，来远离各种慢性疾病。平时建立"男性腰围不超过90厘米，女性腰围不超过80厘米"的健康准则。

揭开导致肥胖的真相

肥胖发生的原因很简单，就是基础代谢率低、身体活动量少以及脂肪细胞数量多。严格来说，肥胖的主因是身体摄取的热量高于消耗的热量。而造

成热量摄取和消耗不平衡的因素错综复杂，除了饮食不当，还包括先天性遗传、生理或心理因素、生活和社会环境等。

以饮食方面来举例，我们所大量摄取的精制食品，如汉堡、薯条、盐酥鸡、卤味、甜甜圈、可乐、珍珠奶茶等，基本上都属于欠缺蛋白质、基本油酸、氨基酸、维生素B_1、维生素B_2、维生素B_3及矿物质的食物。身体需要足够的营养和B族维生素来分解食物，若吃进去的食物无法消化，积累在肠内，就会导致体重增加。

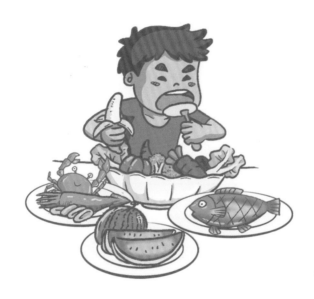

此外，由于身体的新陈代谢是由甲状腺操控，而甲状腺需要大量的碘给予热能。身体一旦缺乏碘，就会减缓新陈代谢。长期营养缺乏，身体就会不停地传递饥饿讯息，让我们想吃东西，使得多余的热量转化为过量脂肪，从而导致体重过重的情形。

肥胖的形成因素

肥胖体质大多是由于欠缺蛋白质、基本油酸、氨基酸、维生素B_1、维生素B_2、维生素B_3及矿物质食物，摄取的热量高于身体消耗的热量，导致体重增加。

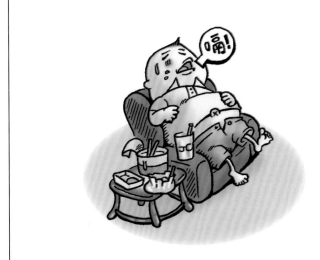

肥胖带来中风和心脏病的危机

一般人对肥胖的认知，仅止于肥胖会造成难看的体态。但从医学的观点来看，肥胖是可能导致许多并发症的慢性病，是必须积极预防和治疗的。

美国国家卫生研究院研究员、肝脏学专家胡忠义先生，在接受一家华人报纸采访时曾指出：有的人体重虽然没超重，但肚子却特别大，这个问题在华人圈中尤其明显。如果男性腰围大于90厘米，女性大于80厘米，很可能他们的脂肪较多沉积在内脏器官，而不是皮下，这种属于隐形的肥胖，比真正看得出来的肥胖危害更大。

肥胖对于人类的危害，犹如"温水煮青蛙"。在不知不觉肥肉上身的过程中，也相应带来了许多慢性疾病。据统计，肥胖者容易并发糖尿病、心脏病、高血压、痛风、肾脏病、气喘、关节退化、下肢静脉曲张、血脂过高等病症。

更严重的是，肥胖者的寿命将明显缩短。仅超重10%的45岁男性，寿命就比正常体重者缩短4年。在日本，肥胖者死亡率甚至比正常人增加27.9%。

此外，超重也会增加两腿关节的负荷，导致腰酸背痛、膝关节发炎，容易跌倒、骨折。血脂过高也会导致高血压、高胆固醇、高甘油三酯、脂肪肝，带来中风和心脏病的危机。

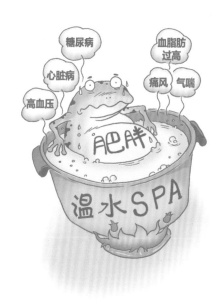

▲ 温水煮青蛙

生坚果取代零食加上适量运动，终结肥胖

减肥，就是要使身体的新陈代谢恢复正常运作。

　　首先，多吃各式各样的蔬菜水果，最好保持每天喝6杯蔬果原汁。蔬果原汁饮用量的分配，可在早上喝2杯当早餐，中餐前喝1杯，下午到晚餐之间喝2杯，晚餐前再喝1杯。这样就能吸收完全营养，供给身体每日消耗，协助分解多余食物和排毒。

　　其次，饮水量一定要充足，建议喝纯净水，以促进机体排毒。同时修正每日排便数为3～4次，将毒素彻底排出体外。在调整排便次数的初期，可在蔬果原汁内添加纤维粉，直至达到每日3～4次排便。

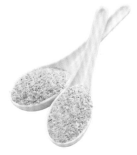

▲ 减肥初期时可在蔬果原汁中添加纤维粉，帮助排便

终结肥胖4大成功守则

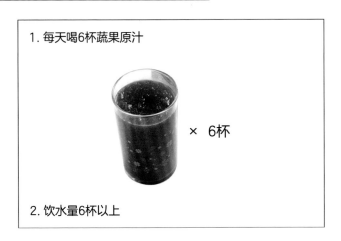

1. 每天喝6杯蔬果原汁

× 6杯

2. 饮水量6杯以上

3. 每日排便数为3~4次

4. 蔬果原汁内添加纤维粉

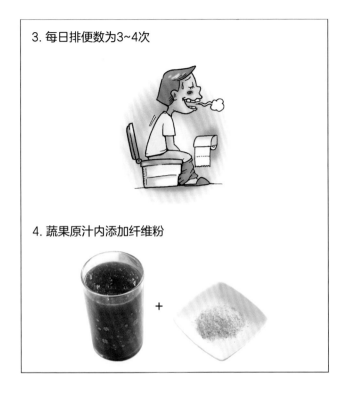

　　多年前，我曾经接诊过一位体重高达90千克的女士，她特地从佛罗里达州飞来看诊。一见到我就不停地恳求："吴医生，我真的非常需要你的帮助！我迫切想要减肥，因为我有2型糖尿病，加上高血压、心律不齐、高胆固醇、膝盖关节炎等问题，吃了很多年的药也不见改善。最近乳房又被检查出恶性肿块，医生希望我尽快住院，好安排乳房手术，顺便把膝盖手术也做一做。"听完她的叙述，我问她："你自己觉得呢？"

　　她不好意思地回答道："其实，我很怕，也很不想做手术。我知道这一切病症都是因为我太胖造成的。过去，我曾经花了无数金钱，尝试各种减肥方式和减肥食谱，没有一样真正有效，即使有用也仅是一时，短时间内又会复胖。我的一位朋友曾经是你的病人，她遵循你的建议，改变饮食方式，每天喝蔬果原汁、吃大量新鲜蔬菜，同时搭配适当的运动，果真瘦了下来，我真是羡慕死她了。"停顿了一下，她接着又说：

"她强烈建议我一定要来拜访你，所以我立刻就挂号飞过来，吴医生，请你一定要尽快帮助我，我真的不想开刀……"

从她殷切的脸上，我看见了痛苦与无助，于是我对她说："请你先把左脚的鞋子和袜子脱下来。"等她费力脱下鞋袜后，我一看心里便有了底，遂对她说："你的甲状腺功能太低，其他医生有没有要求过你验一下甲状腺指数呢？"她急迫地回答："有啊，可是医院里的医生说很OK，我的TSH是4.1，属于正常范围内。"

我耐心地解释给她听："没错，传统的西医体系中，甲状腺指数0.45~5.5属于正常值；但在自然疗法里，超过1就是异常的表现，更何况你现在已经高达4.1。这表示你体内的新陈代谢几乎不能运作了！"她听了大吃一惊，一副无法置信的表情。

于是我对她说："为了你的健康着想，你愿意遵照我的建议吗？"她想都没想就急切地猛点头。

我便为她一一说明："首先，你一天要喝6杯以上蔬果原汁，每2小时1杯，一天6次或超过6次最好。"接着我问清楚了她的血型，又对她说："除了蔬果原汁，中餐和晚餐你可以吃些蔬菜沙拉果腹。因为你是O型血的人，每星期只能吃3次蒸鱼或2次煮全熟的水煮蛋，蒸鱼每次不要超过60克，水煮蛋每次吃1颗，蛋黄、蛋白都要吃，但如果那一天吃了蒸鱼就不要再吃蛋了。"

为了怕她吃不饱，我又说："每天晚餐吃过蔬菜沙拉后，你也可以用发芽的扁豆、糙米或荞麦，搭配小块的南瓜，加入10瓣大蒜、10片姜、1小匙姜母粉、1小匙茴香粉或葫芦巴粉和一些香菜，一同煮成豆米饭来吃。"

见她已谨记在心，我接着说："除了上面所说，记住一天喝3杯活性水，每杯300毫升加入3大匙纤维粉和1大匙椰子油[标签注明"MCT OIL（中链甘油三酯）"]，稍微混合后，立即饮用完。喝的同时还要服用3粒天然甲状腺营养素和3粒辅酶Q10，同样一天三次。"

除了饮食处方，同时我也教她如何打开甲状腺和乳房的开关（按摩反射区），如何减轻膝疼痛，也尽量做些能做的运动，直到每天能快步走40分钟为佳。她便满心欢喜地回家去了。

8个月后，她竟然打电话给我："吴医生，你真是太神奇了！我几十年的病痛全部都好了！医院里的医生都感到非常惊讶，也不再给我服用任何药物了；最神奇的是我的乳房恶性肿块也消失不见了，连医生都无法解释。"

她还告诉我："我现在的体重只有68千克左右，以我5.8英尺（约1.77米）的身高，也许稍微偏瘦，但我很享受这种感觉，也很喜欢现在的自己。为了持续维持健康，我还在遵照你的饮食处方，同时每天快步走40分钟，真的是太感谢你了！我唯一要埋怨吴医生你的，就是我以往穿的大尺寸衣服，现在全部都要丢掉，要买新的才行……真是太感谢了！"一个人的健康和快乐，可以因为改变饮食而获得，这是多么简单且值得的事啊！

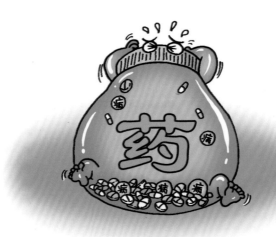

▲ 慢性病并发症的药物积累，令全身系统不堪重负

如果怕改变饮食方式会产生饥饿感，则不妨吃少量的生坚果，取代餐与餐之间的零食。生松子含有松油酸（Pinolenic acid），能提升身体中抑制食

欲的激素，让身体产生饱足感。

　　当然，适量的运动，也是减肥的必要条件之一。如果能每天做一些增加新陈代谢的运动，如快步走30分钟，可以促进热量的消耗，减少脂肪的累积。

　　吃对食物和少量多餐的饮食方式，加上运动量增多，如此身体自然能恢复轻盈健美的体态。下面提供主食、配菜沙拉、汤品的减肥食谱，选用对的食材，饱食、美味又能减肥；另外第四部分将提供3道减肥蔬果汁食谱。

健康减肥三大要诀

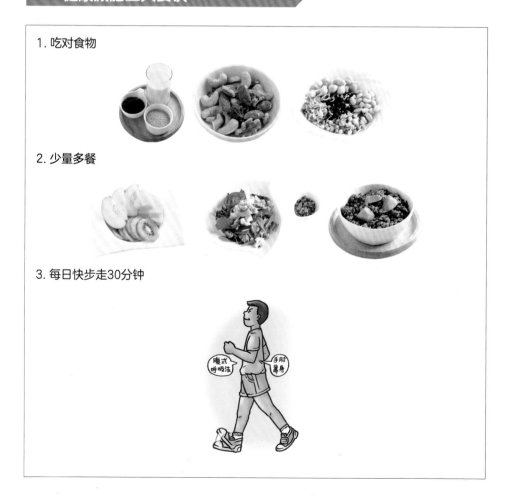

1. 吃对食物

2. 少量多餐

3. 每日快步走30分钟

减肥时，应避免的饮食方式

1. 煎、炸、炒等烹调的食物	2. 精制粉加工食物	3. 打过生长激素的肉类和鱼类
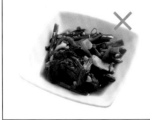	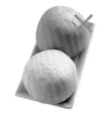	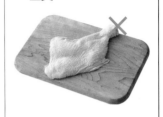

减肥时，主食怎么吃？

1. 以五谷豆饭取代白米饭。用糙米加点稍微发芽的豆类，以及一些姜片、姜母粉、葫芦巴粉、大蒜及香菜，一同放入电饭锅内蒸煮

2. 姜片、姜母粉、葫芦巴粉、大蒜及香菜都含有植物生化素，对于免疫力和自愈力的提升有相当的帮助

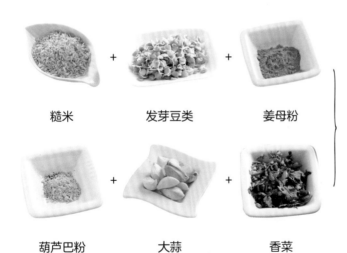

糙米　＋　发芽豆类　＋　姜母粉

葫芦巴粉　＋　大蒜　＋　香菜

发芽豆米饭

减肥时，沙拉怎么吃？

蔬菜类	一切有机或无农药的新鲜蔬菜，记得五颜六色各种类都要有（马铃薯和番薯除外），再加些稍微发芽的豆类或芽菜类
水果类	任何多酸少甜的水果都可以，以莓类为最佳，如蓝莓、草莓
动物蛋白类	2小条沙丁鱼或60克的清蒸鱼、生鲑鱼，或全熟水煮蛋1颗（蛋黄、蛋白都要吃）。动物蛋白质一星期限吃2～3次
调味类	姜蓉、姜母粉、蒜蓉、葫芦巴粉、小茴香粉、亚麻籽粉、芝麻粉、蜂花粉、海盐水少许、柠檬汁或有机苹果醋适量，橄榄油和椰子油（标签注明"MCT OIL"）的比例各一半
简易做法	把上述材料和调味料混合成一盘沙拉，吃时要细嚼慢咽，嚼碎蔬果，好让植物生化素被释放出来

减肥时，汤品怎么喝？

可选材料	鲑鱼头、鲑鱼尾、紫菜、海带或棕色海藻、菠萝或酸豆（罗望子）、番茄、芽菜
调味类	香菜、肉桂粉、姜丝、蒜片、小茴香粉或葫芦巴粉，视个人口味取量
简易做法	1. 将鲑鱼头和鲑鱼尾放入大锅内，加入紫菜、海带或棕色海藻 2. 加入菠萝或酸豆以及番茄和芽菜，加水没过所有材料 3. 放入全部调味料，开大火煮约45分钟，就可以成为减肥时常喝的汤品

/127

吴医师的减肥小叮咛

★ **饭前喝蒜醋水**
将2瓣新鲜的大蒜捣成蒜蓉和1大匙有机苹果醋加入1杯纯净水或活性水混合均匀。在用餐前喝下，是很有效的减肥方法。因为醋一般对减肥都有一定的功效，而苹果醋最具营养，较有效果；大蒜则具稀血、降血脂、降胆固醇的效用

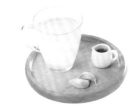

★ **晨起喝椰子油温水**
每天早上一起床，先饮用一杯加了2大匙椰子油（标签注明"MCT OIL"）的温水（体重每22.5千克需加1大匙椰子油）。椰子油不仅能将油细胞转为能量，增加精力，还能帮助减少体重

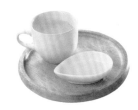

★ **常吃发芽的豆类**
发芽的豆类与种子，如绿豆芽，就连芽与豆一起吃。红豆芽、黄豆芽、绿豆芽、黑豆芽、豌豆婴（又名豌豆芽）等，都是利用种子贮藏的养分直接培育成幼嫩的芽菜，营养价值很高

▲ 发芽黑豆　　▲ 发芽扁豆　　▲ 发芽绿豆　　▲ 发芽黄豆　　▲ 发芽雪莲豆

★ **注意动物蛋白质摄取量**
如果当天的饮食中吃了鱼类，建议不再吃蛋

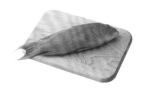 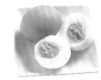

★ 多吃生菜食物

我本人非常喜欢吃越南菜，因为越南菜的许多菜式都会搭配生蔬菜。很多人吃了甘蔗虾、炸春卷，却不吃盘边所附的生蔬菜，但我一定会吃光豆芽、生菜、白萝卜、胡萝卜等，以随时补充自己的植物生化素分量

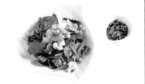

★ 每天三餐喝排毒饮

一天喝3杯300毫升的活性水，每杯加入3大匙纤维粉和1大匙椰子油（标签注明"MCT OIL"），稍微混合后，立即饮用。等排便正常、成功减重后可以降低椰子油的分量

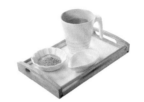

★ 喝葫芦巴粉水降二高

将1小匙葫芦巴粉加入1杯150毫升滚热的纯净水中，盖上杯盖焖泡5分钟，即可趁热慢慢饮用。一天喝4杯，是不错的减肥饮品。因为葫芦巴粉可以帮助降血糖、降血脂，若是吃素而不能吃大蒜的人，可以此替代

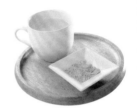

皮肤：少碰贝壳类海产，摆脱青春痘及湿疹

拒绝巧克力、咖啡，改善青春痘

青春痘在医学上称作"痤疮"，好发于青春期，因而得名。但也有少数人到了三四十岁仍会长出痘痘。

★ **青春期产生的痘痘**：由于体内激素分泌旺盛，皮脂腺分泌增加，使得皮脂和角质物堵塞毛孔，油脂和废物无法排出，受到氧化和细菌的滋生而发炎，形成红色丘疹脓疱。

★ **非青春期产生的痘痘**：由于内分泌失调、肠内异常发酵、便秘、情绪紧张、压力过大、熬夜、皮肤清洁不足等造成的。

此外，食物也是造成长痘的一个重要原因。例如经常吃一些巧克力、咖啡、炸鸡、奶油、奶酪、烧烤类食物、油炸类食物，以及加了过多人工色素、香料的食品，或是含糖分较多的食品，都是容易激发油脂和内分泌不平衡，成为痘痘更严重的帮凶。

多吃蔬果补充B族维生素，改善湿疹

湿疹是一种皮肤发炎的现象，也是一种小孩常见的过敏反应，不过大人也会发生，而且通常比较严重。湿疹一般分为急性、亚急性和慢性三类。湿疹的特征为不自觉的瘙痒，外观呈对称性分布，而且会反复发作，可以说很难治疗。通常压力、情绪紧张会加重湿疹的复发，所以必须找出原因并加以缓解。建议可尝试轻松的运动，如打坐、骑车等方式，来舒解压力。

在饮食方面，有湿疹的人应该避免喝酒或是吃刺激性的食物，如巧克力、花生糖、乳制品（牛奶、奶酪、芝士、牛油、冰激凌、酸奶等）、炸鸡等；最好能多吃一些新鲜蔬菜水果，以补充B族维生素。

生活事项上，应注意洗澡时水温不能太高，并避免肥皂、沐浴乳的刺激；尽量保持睡眠舒适；避免到拥挤的公共场所或闷热地方；衣服也应尽量穿宽松、吸汗的款式。要多喝水，喝水时应慢慢地喝，一天至少喝6～8杯水，并保持一天有3～4次排便量。

湿疹的饮食与生活宜忌

宜	忌
★ 多吃新鲜蔬菜水果 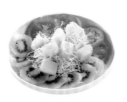	★ 喝酒 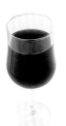
★ 补充B族维生素 ★ 一天至少喝6~8杯水 ×6~8杯	★ 刺激性的食物，如巧克力、花生糖、乳制品、油炸食品等
★ 一天有3~4次排便 ★ 衣服应尽量宽松、吸汗 ★ 保持睡眠舒适 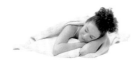 ★ 以轻松的运动，如打坐、骑车等缓解压力 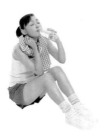	★ 洗澡时水温太高，并避免肥皂、沐浴乳的刺激 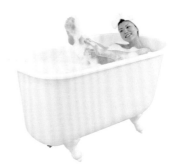 ★ 到拥挤的公共场所或闷热地方

改善痘类与湿疹的饮食搭配法

治疗青春痘与湿疹，可多搭配蔬果，做成蔬菜沙拉食用。以下建议食材可随机搭配，不用一次全部吃完，例如今天吃了芽菜、芹菜、萝卜、蓝莓、草莓等，明天就可以换成其他蔬菜。切记每天喝6杯蔬果原汁，吃2大盘蔬菜沙拉，服用3次纤维粉，以保持一天3次以上排便，清除体内毒素。

改善青春痘与湿疹的饮食搭配法

蔬菜类	包菜、紫甘蓝、胡萝卜、红甜菜根、西芹、大黄瓜、生菜、芽菜、芹菜、番茄、玉米、菠菜等
水果类	蓝莓、草莓、苹果、菠萝、猕猴桃或其他酸中带甜的水果
调味类	姜丝、蒜蓉、香菜、九层塔、姜母粉

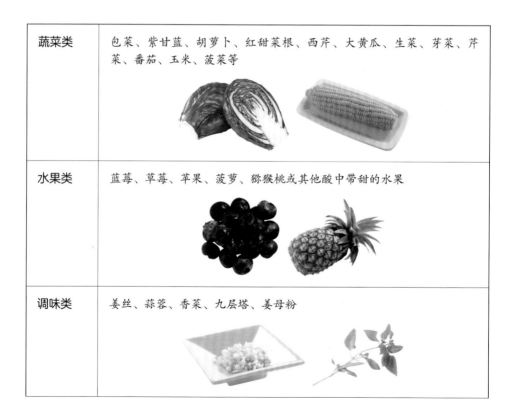

其他食材	1. 亚麻籽粉、生芝麻粉（黑、白芝麻皆可）、卵磷脂各2大匙，加入蔬果原汁或蔬菜沙拉中，枸杞需先泡水5分钟后再食用 2. 可添加有机苹果醋、柠檬汁、特级初榨橄榄油（extra virgin olive oil）、亚麻油或椰子油（标签注明"MCT OIL"）各2大匙，当作调味使用
海鲜类	海鲜作为主食，可用清蒸的鲑鱼或其他深海鱼类、水煮罐头沙丁鱼，搭配碎香菜一同食用
蛋肉类	或者吃少量清蒸的有机瘦肉、有机肉汤；每两天吃一个有机全熟的水煮蛋。或喝半杯坚果奶，材料可选杏仁、南瓜子、葵花子、松子、亚麻籽、芝麻、糙米、燕麦

改善青春痘与湿疹的饮食注意事项

★ 避免食用辛辣、刺激性的食品
★ 避免饮用含有酒精和咖啡因的饮品（咖啡和茶），或可乐、汽水等饮料
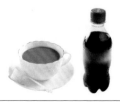

★ 避免一切含奶类制品，如牛奶、奶酪、牛油、比萨、冰激凌、酸奶、巧克力等

★ 避免一切精制粉类食品，如面条、面包、馒头、糕饼、糖果、蜜饯、饼干等

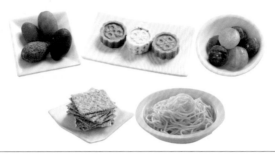

★ 避免火腿、腊肠、香肠等腌渍类食品

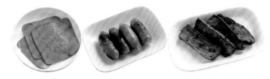

★ 避免煎、炸、炒等油腻饮食，如葱油饼、油条、薯条、薯块、炸鸡、盐酥鸡、汉堡等

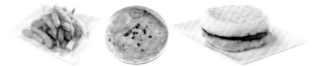

★ 避免食用一切贝壳类海产

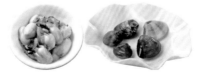

★ 避免食用打过生长激素的肉类

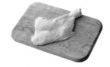

胆固醇：1天3次排便，降低胆固醇

所谓胆固醇，是指人体摄取的脂肪未被分解成养分，而变成胆固醇和脂肪废物。以动物性脂肪形成的较多，就算一点脂肪和油都不吃，肝脏每天也会自己制造1000~1500毫克胆固醇，来供应身体的需求。

血液中的胆固醇一旦过度增加，血液黏性就增大。要输送这种血液，心脏的负荷加重，心脏机能自然也受到影响。同时，氧化胆固醇会黏附、堆积在血管壁上，使血管受到堵塞失去弹性，这种情形就像水管长期使用里面会生锈一样。

胆固醇越积越多，则原本流畅的血管会变得狭窄，全体血管所受的压力也会增大，于是出现高血压，严重的甚至会有脑出血的风险。不过，胆固醇并非只有坏处，它是帮助肝脏制造胆汁、合成激素和维生素D_3的重要原料。而且人体本身会自行合成胆固醇，主要在肝脏进行，仅25%的胆固醇需求来自食物。

肝脏的运作就像汽车，汽车是通过排气管排出废气，人体则通过肝脏将坏胆固醇、多余的钙、氧化的油、毒素、废物等送入胆囊；胆囊再将这些废物制成胆汁，由胆管流入十二指肠，帮助把吃进的油和脂肪分解成油酸；部分油酸会被肝脏静脉吸收，另一部分则由淋巴管吸收或送入大肠。

用过的胆汁沿着小肠流入大肠，可以润滑大肠壁，促进蠕动并加速排便，最终和大便一起排出体外。如果长期大便费力，甚至有宿便、便秘的情形，胆汁就会在肠内停留过久，而被回收到肝脏，增加肝脏的负荷，同时使胆固醇升高。因为胆囊只是一个小小的袋型器官，无法承受肝脏送来的过多坏胆固醇、毒素。多余的坏胆固醇、毒素会遗留在肝脏内，再被送入血液中，使血液中的胆固醇上升。如果胆汁无法被排出十二指肠，久而久之就会变得浓稠、干燥，最后形成胆结石，阻塞胆汁的流通，使胆汁无法进入十二指肠分解脂肪。

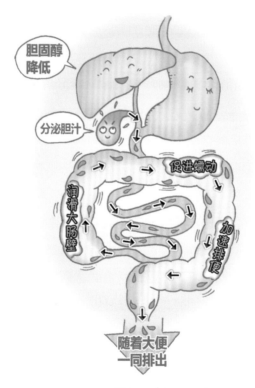

▲ 1天3次排便，降低胆固醇

虽然食用油和脂肪可以由胰脏分泌的脂肪酶分解，但当胆汁无法执行任务，只剩下脂肪酶单打独斗，是无法将全部脂肪分解的。那些未被分解的脂肪流入大肠内，如果没有快速随大便排出，也会使胆固醇升高。

降胆固醇药物，非解决高胆固醇的最好方法

肝脏每天制造1000～1500毫克的胆固醇，供应全身细胞、皮肤组织及身体各器官的需求，并协助制造激素。没有足够的胆固醇就无法制造足够的激素，没有足够的激素就会造成我们老化、脱发、阳痿、性无能等问题。

肝脏是制造胆固醇的管道，也是制造辅酶Q10（CoQ10）的管道。若没有足够的辅酶Q10，心脏肌肉便无法伸展和收缩，导致心脏停止跳动而死亡。辅酶Q10是由米糠提炼的，一天吃20碗糙米饭才能得到足够的辅酶Q10——这是不可能做到的，所以只有适时补充辅酶Q10，或停止服用降胆固醇药物，才能根本解决心脏停止跳动的危机。

降胆固醇药物虽然目前被广泛使用，也有一定的效果，但不能忽略的是，它会将制造胆固醇的管道阻塞、切断，肝脏便无法制造胆固醇送入血液中，血液中胆固醇自然而然下降，但也会提高心跳停止、猝死的概率。

此外，服用降胆固醇药有时伴有头痛、呼吸困难、脾气暴躁等副作用。长期服用会使人加速老化，甚至导致肝癌、肝脏硬化等。若不得已必须服用降胆固醇药，建议须加倍服用辅酶Q10，来帮助心脏肌肉的伸展和收缩。

然而，服用降胆固醇的药并非解决高胆固醇的最佳方法。要想降低胆固醇，第一步是必须保持一天3～4次排便；第二步是打通胆囊，排出胆结石，让胆汁顺畅地流入肠道内，详细介绍如下。

降低胆固醇的好方法

1. 利用辅酶Q10帮助心脏肌肉的伸展和收缩

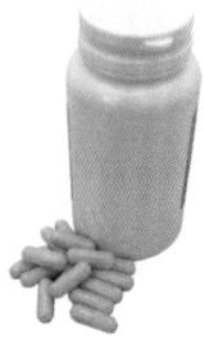

2. 保持一天3～4次排便

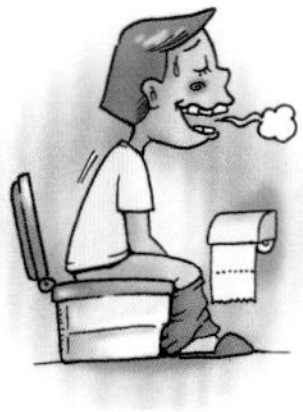

3. 打通胆囊，排出胆结石

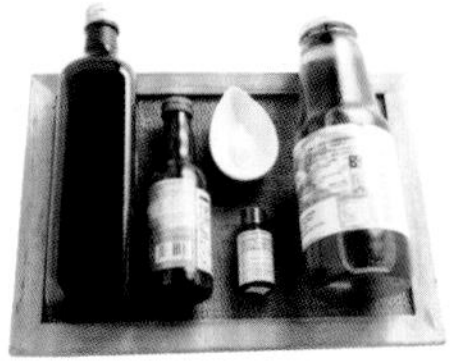

降低胆固醇的2大步骤

第一步骤：保持一天3～4次排便

一天喝6杯蔬果原汁，搭配2盘蔬菜沙拉与五谷豆米饭，加上服食全天然的纤维粉（它并不会让肠道蠕动过快，也不会拉肚子），以及一天8杯纯净水，水记得要慢慢地喝，才能有效帮助排便。

一天若能保持3~4次排便，不仅可以排除体内宿便，还能确保吃进的食用油、脂肪不被回收到肝脏，从而减轻肝脏负担，使其恢复正常功能。

第二步骤：打通胆囊，排出胆结石

保持一天3~4次排便后，肠道就有空间来排出胆结石了。在美国，一年约有100万人因为胆结石被割掉胆囊，数据非常惊人！许多人因为无知，白白地被医生割掉这十分重要的小器官，实际上，只需要4天时间，就能将胆结石以自然的方式排出体外，可以说非常简单！

4天排胆结石的方法

肝脏除了帮身体完成几百个工作外，也是5个排毒器官中最重要的一个。如果它的排毒功能有所差错，会带来血毒的累积，影响其他所有器官的功能，带来高血压、高胆固醇、高血糖、高甘油三酯、痛风、风湿、肾病、心脏病、失智症、肿瘤及癌症等危机。所以血毒就是百病之祸首，要解决血毒的问题，就要从守护肝脏健康着手！

肝脏完成各项工作后会将所有代谢废物送入肝内胆管，再由肝内胆管送入胆囊，制造出有用的胆汁；胆囊中的胆汁经胆管注入胃肠，帮助分解食物的脂肪。如果胆管内有胆沙、胆石阻塞，肝的代谢废物无法送入胆囊，就会堆积于肝内胆管，久而久之，带来上述疾病，最后还可能会有脂肪肝、肝硬化、肝肿瘤，甚至肝癌！

要想肝脏功能好，就要先将胆囊的胆沙、胆石排出体外。这样才能保持肝脏及胆囊清洁，恢复它原本的功能。有胆结石未必要开刀切除胆囊、胆管，可以采用最简单、最便宜的自然疗法。只需4天，就能将胆沙、胆石排入小肠、大肠，随着粪便排出体外。一般每年从春天至入秋前这段时间做一次就够了，但有牛皮癣及胆结石严重的病人，需要每2个月做1次，1年6次。

执行排胆沙、胆石的方法时，在第1天、第2天、第3天不会出现什么不适，可以正常生活及工作，只有第4天会产生腹泻，所以一定要留在家里，避免外出，以免造成不便！比如星期天休息，则从星期四开始执行。以下是有关净化胆囊与肝脏所需的材料、执行步骤与说明。

第一天

材料

有机苹果汁1罐（1升）

磷酸10毫升

执行步骤

1. 将10毫升磷酸滴入有机苹果汁内摇匀，在一天内分4次喝完，每次喝250毫升。
2. 三餐只吃新鲜的蔬菜水果沙拉，或是烫青菜、蔬菜汤，并且多喝好水。

注意

混合苹果汁中的10毫升磷酸会将胆囊和胆石软化，不会有不舒服的症状，所以可以正常工作，而且苹果汁也没有特殊的味道。

第二天

材料

有机苹果汁1罐（1升）

磷酸10毫升

执行步骤

1. 和第一天一样，将10毫升磷酸滴入有机苹果汁内摇匀，在一天内分4次喝完，每次喝250毫升。
2. 三餐只吃新鲜的蔬菜水果沙拉，或是烫青菜、蔬菜汤，并且多喝好水。

注意

不会有不舒服的症状，可以正常工作。

第三天

材料&时间

- 上午9点～下午3点

有机苹果汁1罐（1升）

磷酸10毫升

- 下午4点～5点

硫酸镁1大匙（Magnesium Sulfate，俗称泻盐）

- 晚上9点

冷压初榨橄榄油240毫升

青柠檬3大颗（或有机柠檬汁）

- 晚上9点半以后

纤维粉2大匙、芝麻粉3大匙、卵磷脂1大匙

执行步骤

1. 和前两天一样，将10毫升磷酸滴入1罐有机苹果汁内摇匀，在下午3点前喝完。

2. 三餐只吃新鲜的蔬菜水果沙拉，或是烫青菜、蔬菜汤，并且多喝好水。

3. 下午4~5点，将1大匙硫酸镁放入1杯（240毫升）微温的好水中，搅拌到硫酸镁全部溶解后，立刻将水一口气喝完（若想味道更好，可加入半颗柠檬汁拌匀，再饮用）。

4. 晚餐必须吃得比平常更少，并且在下午6点左右吃完。3~4个小时后，也就是晚上9～10点，开始执行以下步骤：

   ★ 将1杯180～240毫升橄榄油（视体型而定）倒入蔬果机内；

   ★ 把3颗柠檬的外皮捏软后，挤出柠檬汁、去籽，倒入蔬果机中，慢速搅打30秒，倒入杯中，一口气喝完（若想味道更好，可加入40～60毫升苹果汁后，再打30秒）；

   ★ 取一片柠檬或姜片含在口中，回到床上躺好，姿势为朝右侧卧，右腿弯起压于肝脏的部位，至少侧卧30分钟（勿少于30分钟，超过30分钟没关系）；

   ★ 起身稍微活动一下或按摩消化道，双手由上往下、以顺时针方向轻轻按摩腹部（此按摩方法适用于身体无不适时，若觉得腹胀、有呕吐感，可忽略此步）。

注意

这一天不会有不舒服的症状，可以正常工作

/141

第四天

材料

● 早上起床
硫酸镁1大匙
● 上午&下午
纤维粉适量
芝麻粉适量

执行步骤

1. 早上起床后，将1大匙硫酸镁放入1杯（240毫升）微温的活性水中，搅拌到全部溶解后，空腹一口气喝完（若想味道更好，可加入半颗柠檬汁），然后多喝温开水。
2. 全天必须多喝好水（6~8杯），并补充2次纤维粉及芝麻粉冲水（任何时间喝都可），防止从胆囊排出的胆石、胆沙卡在肠壁上，污染大肠和血液。

注意

1. 第1次排便时，可能没看见什么沙、石；第2次或第3次就会看见很多青色、青黄色或棕色的沙、石浮在马桶水面上，或是黏在粪便里。有的大如蚕石，有的小如绿豆或沙粒。
2. 在第2、第3或第4次排便前，可先在马桶内放一个塑料滤网，再开始排大便。大便完后，一只手按冲水，一只手拿着塑料滤网快速地左右摇动，让粪便随冲水洗掉，只剩沙石在塑料滤网中，就可以数算这次排了多少胆结石。

排出的胆结石可能小如砂石、绿豆，也有可能大如豌豆、蚕豆，颜色则有青色、黄色或棕色。排出胆结石10天后，会感觉身体轻松、心情愉快且不易发怒，皮肤也变得细致光滑，口臭、体臭都会在10天内获得改善。

身体容易产生结石的人，可于每年春天至入秋前，利用上述方法自行排出胆结石，清除体内毒素。

吴医师的排胆石小叮咛

★ 这4天的排石，也可用来帮助清肝
★ 一般人即使没有结石，也多多少少会有胆沙，可在每年春季到入秋前做4天（入秋后至冬天不能做），将胆沙排掉，避免以后发生结石的痛苦
★ 肾脏衰竭者、洗肾的患者以及孕妇不可使用此方法
★ 糖尿病患者在第一天、第二天及第三天可以将苹果汁改为番石榴汁或活性水，磷酸改为15毫升
★ 身材体型较小（153厘米以下）或常有胃部不适的人，可将橄榄油用量减少为150～180毫升

此外，饮食方面要尽量避免煎、炸、炒、烤等食物，戒除咖啡、茶及汽水类饮品，还要避免奶类制品，如牛奶、牛油、奶酪、冰激凌、巧克力等，也记得不要同时吃豆腐和煮熟的菠菜。

当然，喝水是最佳的方法，记得多喝纯净水，一天必须饮用8杯，才能发挥效果。也可在吃饭前喝一杯甜菜根汁，或每天早上用2大匙橄榄油加1颗柠檬压汁，混合后喝下，就可避免再发生结石。

避免胆结石的饮食宜忌

宜	忌
★ 一天饮用8杯纯净水	★ 煎、炸、炒、烤等食物
×8杯	

★ 饭前喝一杯甜菜根汁	★ 咖啡、茶及汽水类饮品 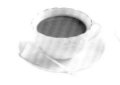
★ 每天早晨饮用橄榄油＋柠檬汁 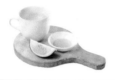	★ 同时吃豆腐和煮熟的菠菜 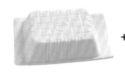 + 

除了排出胆结石，如果有肾结石的困扰，则可以将4颗柠檬压汁，加入约2升的纯净水或活性水内，在一天之内喝完。如此连续饮用3～4天，加上勤做足部肾脏反射区的按摩，肾结石也会溶解（无论大或小的肾结石都可溶解），并被排出体外。

记得每天运动30分钟，多吃蔬菜水果，饮用6杯蔬果原汁，排出体内结石，就是如此简单！

疏通胆囊按摩法

按摩步骤

找到肝脏位于右脚的反射区（脚心偏上一点），在反射区均匀涂上按摩油，用双手大拇指大力按压30秒，一天2～3次。

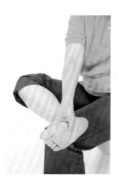

血糖：吃得对，才能改善糖尿病症状

我们的身体在正常情况下，会将淀粉类食物转化成葡萄糖，作为身体的燃料。由胰脏分泌的胰岛素可以帮助葡萄糖进入细胞内，降低血液的糖分。而糖尿病则是由于胰岛素不足，使得葡萄糖无法充分进入细胞内，让血液内有太多无法代谢的糖分，导致血糖浓度升高所引起的。糖尿病的类型可分为如下三种。

糖尿病的类型

胰岛素依赖型糖尿病 （IDDM）	又称1型糖尿病，或是幼年型糖尿病。此类型患者如果不注射胰岛素，容易陷入急性酮酸中毒
非胰岛素依赖型糖尿病 （NIDDM）	又称2型糖尿病，过去多称为成人型糖尿病

妊娠性糖尿病	此类糖尿病只发生在怀孕时，情况类似2型糖尿病。通常生产后就会恢复正常血糖值 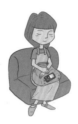

糖尿病主要的症状有三多，即吃多、喝多、尿多，所以又被称作"三多症"。糖尿病患者体内的糖分需要靠小便排出体外，所以当排尿密集时，身体失水自然增多，患者常感到口渴。

此外，糖尿病患者失去大量糖分，身体只能消耗原来储存的脂肪和蛋白质，来补充不足的热量。所以会因为营养不足，导致体重急剧下降；或因为常常感到饥饿而暴饮暴食，导致体重急剧增加。

除了上述较明显的症状外，视力模糊、身体瘙痒、全身无力、容易疲倦等也是糖尿病的征兆。有些糖尿病患者甚至是因为脚趾受伤，伤口久不愈合，经检查才发现得了糖尿病。

糖尿病患者的正确饮食

改善糖尿病并不难，只要患者忌口，杜绝一切煎、炒、炸等食物；禁吃肥肉、奶类，如牛奶、牛油、芝士、比萨、巧克力等；少吃精制米、面类食品，如白米饭、面条、面包、馒头、包子、糕饼等；同时不喝一切有气泡的饮料；不吃糖果、代糖、蜂蜜；也必须避免吃水果（因其含有糖分，但柠檬、蓝莓、枸杞、番石榴、桑葚除外）。

那么糖尿病患者该多吃哪些食物呢？建议多吃苦瓜、黄瓜、南瓜、莙荙菜、豆角（菜豆、四季豆）、佛手瓜、龙须叶、川七等，并试着将这些蔬菜搭配组合成沙拉，再加上发芽豆类（白豆、鹰嘴豆）和少量全五谷米煮成的豆米饭。

上述提到的白豆（又称眉豆），本身含有很高的可溶性纤维。这些可溶性纤维可将淀粉酶（Amylase）结合起来，阻止它分解淀粉等碳水化合物，从而降低血糖；还有薏仁、大麦、燕麦、荞麦等，可以减缓食物转化成血糖后的吸收。所以说吃蔬菜沙拉时，若能与豆芽类或谷类一同食用，发挥的功效会最大。

此外，对于改善糖尿病，某些香料也很有效果，如姜、大蒜、香菜、鼠尾草（Sage）、香叶、肉桂粉、小茴香粉、丁香粉（Clove）、葫芦巴粉（Fenugreek powder，咖喱的材料之一）、大茴香粉（又名八角粉）等。这些香料都有行血、稀血、平衡血糖及减肥的作用。

何谓优质的椰子油？

1. 椰子油有"长链"和"中链"的油酸，特别提炼的椰子油只提炼出中链甘油三酯（Medium Chain Triglyceride，简称MCT），不但增强人体免疫力、增加体力，还能减重（但一天不能超过3大匙）。应加在新鲜沙拉中，或搭配纤维粉加入水中饮用。早上空腹时1大匙，一天3次。

2. 特别提炼的椰子油仅含中链甘油三酯，而缺乏维生素、酶素等物质。一般食用建议远离煎、炸、炒、烤等烹调方式，采用氽烫后拌上油，才能避免过高温度造成的油脂变质。非精炼的椰子油容易含有长链油酸，可能造成胆固醇过高。

3. 优质的精炼椰子油在室温或冰箱冷藏中均不会凝结，并且不用化学溶剂提炼，而纯椰子油在20℃以下会凝结成乳白色的固体。因此在购买时，可参考标签上是否注明"中链甘油三酯"（MCT OIL），或有"体重管理"（Weight management）之类说明。

该如何运用这些香料？可以把姜、蒜切片、切丝或磨成细泥状，其他粉状香料每次只需约1/2小匙，加入蔬果汁、蔬菜沙拉或豆米饭中即可。葫芦巴粉和小茴香粉除了当调味料，也可以冲泡成茶喝。每次1小匙，倒入1杯150毫升的滚水，加盖焖约5分钟，即可趁热慢慢饮用。如此一天喝4次，会发现对减肥和降低血糖有意想不到的效果，也可每天早上吞服2～3大匙椰子油（每22.5千克体重需服用1大匙）来减肥。

改善糖尿病的关键饮食

蔬菜类	建议多吃苦瓜、黄瓜、南瓜、菾菜、豆角（菜豆、四季豆）、佛手瓜、龙须叶、川七等组合的蔬菜沙拉
发芽豆米饭	用豆芽类（白豆、眉豆、鹰嘴豆）和少量全五谷米一同煮成豆米饭
谷物类	食用薏仁、大麦、燕麦、荞麦，减缓食物转化成血糖后的吸收

调料类	少量添加姜、大蒜、香菜、鼠尾草、香叶、肉桂粉、小茴香粉、丁香粉、葫芦巴粉或大茴香粉等
香料茶	取葫芦巴粉和小茴香粉各1小匙，倒入150毫升的滚水，加盖焖约5分钟，一天喝4次
椰子油	每天早上吞服2～3大匙椰子油来减肥

选对食材，有效帮助糖尿病患者

（1）苦瓜与莙荙菜

莙荙菜（Swiss Chard）又名甜菜、恭菜、茄茉菜，以前多用于喂猪，故又名猪姆菜。莙荙菜有浅紫红和浅绿色两种，味酸（尤其浅紫红色品种）性寒。佐餐或入药均以浅绿色的莙荙菜较佳，除了酸度较低，药效也较好。莙荙菜为季节性蔬菜（盛产期为每年11月至次年4月），如果买不到，可多吃苦瓜和大黄瓜。

苦瓜和君达菜都有类似胰岛素功能的植物生化素，能将血糖送进每个细胞，减轻胰脏压力，活化细胞能量。通常一天吃3~4根苦瓜，和隔天吃10大叶君达菜（5叶红色君达菜+5叶绿色君达菜），就会使血糖逐渐正常化。君达菜的食用，只需将其切碎，拌入蒜蓉增味，或是打成蔬果汁饮用皆可。

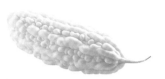

▲ 减轻胰脏压力

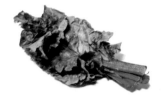

▲ 君达菜

（2）大、小黄瓜

大、小黄瓜中的植物生化素可改善胰岛素的功能，帮助平衡血糖、降血压及恢复体力。一天能吃上4根小黄瓜，改善效果最好。

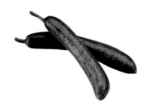

▲ 平衡血糖、降血压

（3）南瓜

南瓜中的铬含量居各类蔬菜之首。铬（Cr）是人体必需的微量元素之一，三价铬是葡萄糖耐量因子（Glucose tolerance factor，简称GTF）的活性中心，可刺激葡萄糖的摄取，协助维持糖耐量。

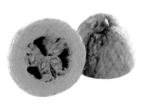

▲ 促进胰岛素分泌

人体缺铬是导致高血压、糖尿病及冠心病的原因之一。铬不仅可抑制机体内恶性肿瘤的产生，还可促进体内胰岛素释放，使糖尿病患者胰岛素分泌正常，对降血糖十分有效。

南瓜中的环丙基氨基酸（Cyclopropyl amino acids，简称CTY）可促进胰岛素的分泌，增强胰岛素受体的敏感性，同时可启动葡萄糖酶，加快葡萄糖的转化，降低血糖浓度。此外，南瓜中所富含的果胶，能使餐后血糖和血液胰岛素水平下降，加上果胶有饱腹效果，能缓解饥饿感，从而控制、改善糖尿病及其并发症。

（4）豆角

豆角又名长豆、豇豆。糖尿病患者由于脾胃虚弱，经常感到口干舌燥，平时最好多吃豆角。由于糖尿病患者常有便秘和多尿的困扰，而豆角正可帮助排便和控制排尿。豆角可以切段，加入蔬菜沙拉中，或单独加香辛料、柠檬汁或醋凉拌生吃。

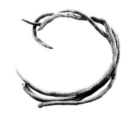
▲ 帮助排便、控制排尿

（5）武靴叶

武靴叶又名减糖叶，是在印度医学上用了几千年的草药。可以阻碍糖分吸收，有降低血糖、平衡血糖的作用，帮助胰岛β细胞更生。β细胞是生产胰岛素的细胞，所以它是1型糖尿病患者的救星。

武靴叶同时还有减肥的功效，一般市面上可以买到胶囊粒，每次饭后服2粒即可。

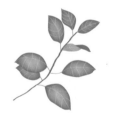
▲ 降血糖、减轻体重

选对香料，有效帮助糖尿病患者

（1）葫芦巴粉

葫芦巴粉含有一种叫作半乳甘露聚糖（Galactomannan）的植物生化素，是一种高度黏质、可溶于水的膳食纤维，可减少血糖的浓度；还可在胃里形成乳胶体，减缓肠胃的消化净空，降低饥饿感。

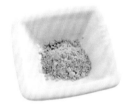

▲ 平衡血糖、减少体脂

这种膳食纤维还能增加大肠容量，使血糖吸收速度迟缓，缓解饭后血糖急速升高的情况，并能使胰岛素恢复正常功效，进而降低高血脂和高血糖。

葫芦巴粉中还含有4-羟基异亮氨酸（4-Hydroxyisoleucine），可刺激胰岛素分泌、平衡血糖、减少体脂肪、增加瘦肌肉，可谓减肥良药。

（2）大蒜

可清除血液中的杂质和胆固醇、扩张血管、降低血压，并且它能降低尿糖量，所以能预防糖尿病。同时也是预防动脉硬化、保护心血管健康的好食材之一。

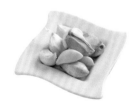

▲ 清血、降低尿糖量

（3）小茴香粉

有平衡血糖，改善胰岛素的功能。可于做菜和打果汁时加入，一天只需

1/2小匙，就能有效降低血糖。小茴香子和小茴香粉还能将被破坏的 β 细胞复活，是1型糖尿病患者的救星，同时也可以避免罹患癌症。

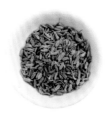

▲ 行血、降低血糖

（4）肉桂粉

可控制葡萄糖的新陈代谢，肉桂粉因含有多元酚（Polyphenols）的甲基羟基查尔酮聚合物（Methylhydroxy chalcone polymer，简称MHCP），能使脂肪细胞对胰岛素的感应增加20倍，改善血糖的新陈代谢速度，进而平衡糖尿病患者血液中的糖分。

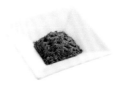

▲ 提升新陈代谢、平衡血糖

通常一天只需1/4小匙肉桂粉，在做菜和打果汁时加入，吃两次就能见效。特别注意，不可为求快速痊愈而大量添加，多吃肉桂粉并不会增加功效，反而容易有身体发热、浑身不舒服等副作用。

（5）丁香粉

在做菜或打果汁时，加入1/2小匙丁香粉（Clove powder），一天两次就能有效改善胰岛素功能，降低血液中葡萄糖容量，同时还能降低总胆固醇值，以及甘油三酯的浓度。

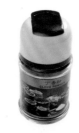

▲ 改善胰岛素功能

（6）姜和姜母

每天可食用5片姜片，加入蔬菜、蔬果汁、五谷饭或汤里，就能防止身体发炎、纾解胃气、降低胆固醇、促进血液循环、减少罹患癌症概率，还能帮助糖尿病患者刺激肠胃蠕动。

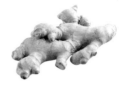

▲ 活络肠胃及内脏器官

姜的日常妙用

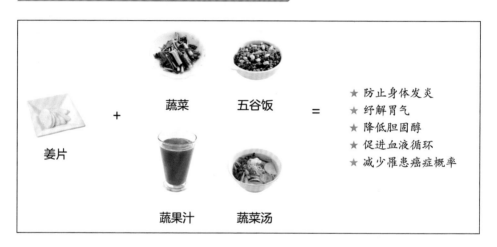

姜片

蔬菜　　五谷饭

蔬果汁　蔬菜汤

★ 防止身体发炎
★ 纾解胃气
★ 降低胆固醇
★ 促进血液循环
★ 减少罹患癌症概率

选对饮料，有效帮助糖尿病患者

（1）有机苹果醋

有机苹果醋含分子较小的油酸，可以帮助消耗脂肪，减缓胃部内碳水化合物的消化速度，从而降低糖分进入血液的速度。

每天吃饭前，将2大匙苹果醋加入1杯250毫升的纯净水中，饮用完毕后再进食。记得一天要喝2杯，如果在醋水里加入蒜蓉，更可达到减肥的效果。不过，对于胃溃疡患者，苹果醋分量可由1小匙慢慢增加到2大匙。

饭前饮用苹果醋蒜饮

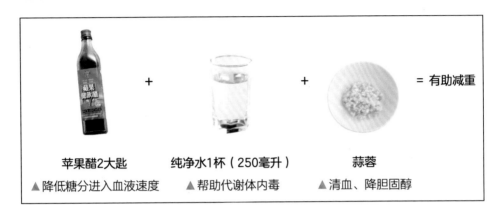

苹果醋2大匙	纯净水1杯（250毫升）	蒜蓉	= 有助减重
▲ 降低糖分进入血液速度	▲ 帮助代谢体内毒	▲ 清血、降胆固醇	

（2）纯净水

糖尿病患者往往因为尿频不敢喝水，这是极其错误的观念。因为身体排尿越多越缺水，需要补充更多水分，以帮助代谢体内毒素。

糖尿病患者饮水，需小口小口啜饮，每5分钟喝一口，身体才有时间慢慢吸收；如果1大杯一口喝完，那么未经吸收就将水分连同食物养分一并排出体外。要知道，若身体没有吸收足够的营养，就会经常感到疲倦。

糖尿病患者所喝的水，应用纯净水或活性水，每日喝约4杯。

勤做有氧运动，可改善新陈代谢

有氧运动是糖尿病治疗中极重要的一个环节，可以增强呼吸、改善新陈代谢、使血糖指数趋于正常化。有氧运动以循序渐进、由慢而快为原则，千万不要逞强，以免达到反效果。

建议每天在阳光下快走30分钟，以促进血液循环、平衡血脂、降低甘油三酯，减少并发心脏病和中风的风险。此外，还可帮助血气平衡，使糖尿病患者不易头晕或跌倒。其他可尝试的运动还有骑自行车、爬山、划船、游泳等。不过，快走是最简便易行且有效的运动。

除了上述好处，运动还可增强体力、补中益气及增强肌肉耐力，同时消除疲劳和关节痛。另外可改善注意力，增加思考、阅读能力，以及帮助睡眠。特别是在阳光下快走，还能将胆固醇转化为维生素D_3，预防骨质疏松。

此外，运动对排出体内毒素也有帮助。排出毒素、净化身体才能使各类指数早日恢复正常，重拾健康的人生。

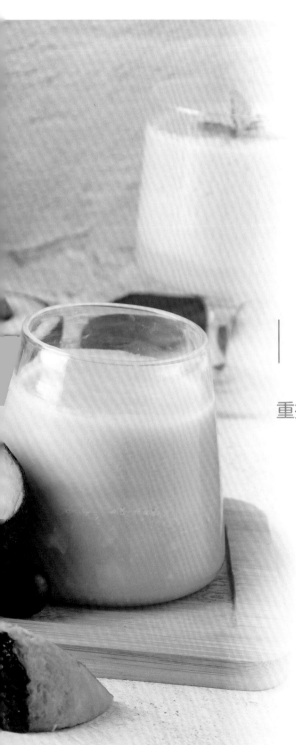

第四部分
PART4

吴医师的
抗癌抗病处方

重拾健康，从这杯养生蔬果汁开始

为了追求健康，

30多年来我都奉行这套自然养生法，

早上起床小口啜饮500毫升加海盐的温活性水，

一天必饮6杯蔬果汁，

搭配适合自己血型及体质的饮食，

加上运动及良好的生活习惯，

努力维护来之不易的健康及活力。

我虽然年近73岁，但因长期吃有益身心的生机饮食和蔬果汁，病人都说我的外表比实际年龄年轻20岁。以下我将分享日常的生机饮食法。

早上起床，我会先小口啜饮一杯500毫升温的活性水，加上1/4小匙海盐，来净化淋巴系统和消化器官，同时帮助排便。再用2200 W以上的蔬果机，准备一天6杯的蔬果汁。

晨起第一杯水（启动健康能量）

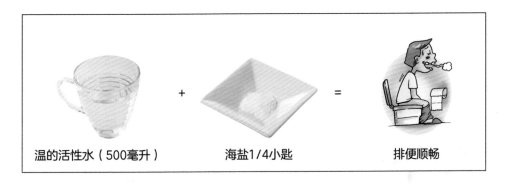

温的活性水（500毫升）　　　　海盐1/4小匙　　　　排便顺畅

本篇将提供24道防癌保健、心脑血管保健、呼吸道保健、消化道保健、糖尿病改善等七大主题的蔬果汁。建议您可每天自行选择一种蔬果汁，食材可依照以下每日蔬果汁材料原则，调整变化。我基本每天会用这些材料来制作蔬果汁，它们是我每天精力充沛的能量源。

我会将每日蔬果汁的这些材料，放入2200 W的蔬果机，打成新鲜的蔬果汁。早上喝2杯当早餐，午餐前1小时喝1杯，下午再喝2杯，晚餐前再喝1杯（一天饮用总量为6杯）。

每日蔬果汁食材

蔬菜类	番茄2个、胡萝卜2根、中型红色甜菜根1个、西芹2根（或芦笋4根）、嫩菠菜1把、玉米1根（或2大叶紫甘蓝）
调料类	老姜5厘米（约大拇指长）、大蒜1小瓣、香菜5～6小根、欧芹5～6小根、小茴香（或肉桂粉）1/4小匙、黑胡椒粒5～6粒（加黑胡椒粒是因为我血压偏低，高血压者可免）
种子类	枸杞3大匙、亚麻籽2小匙、芝麻2小匙（白、黑皆可）；两餐之间可再补充少量坚果，如南瓜子、杏仁、巴西栗、核桃等
水果类	新鲜蓝莓1/2杯、猕猴桃切丁2杯（或苹果1个或橙子1个或黑葡萄1/2杯）
水分	补充活性水2$\frac{1}{2}$杯
营养补充品	卵磷脂2小匙、蜂花粉2小匙、海盐水（或海盐）1/2小匙、绿藻15粒

　　此外，我每天的午餐都会准备一大碟生蔬菜沙拉，材料的内容通常包含以下食材。

午餐蔬菜沙拉食材

蔬菜类	番茄1个切片、胡萝卜1根切丝、小型红色甜菜根1个切丝、绿色（或红色）苜蓿芽1小把、稍微发芽的各种豆类、玉米粒适量、嫩菠菜适量、西蓝花（或各类生菜）适量
香辛料	姜丝、蒜蓉、九层塔碎、香菜碎、薄荷叶各适量
种子、营养补充品	芝麻粉1小匙、亚麻籽粉1小匙、卵磷脂2小匙、蜂花粉2小匙、海盐水1/4小匙（或有机酱油）、枸杞3大匙
调味类	柠檬2个挤汁（或有机苹果醋代替），淋在蔬菜沙拉上；最后加入橄榄油2～3小匙，以及椰子油（标签注明"MCT OIL"）2匙

　　我有时会在蔬菜沙拉中加些草莓、猕猴桃或苹果切片，让沙拉更好吃。偶尔还会加两条罐头沙丁鱼或水煮的新鲜鲑鱼片，或有机鸡蛋（请注意，一周吃蛋不要超过3次，有鱼就不要再吃蛋；鱼也是限制每周3次，每次约60克）。

吃完午餐以后，我会外出散步约30分钟，再回家午休半个小时。

晚餐的蔬菜沙拉内容大致与午餐相同，但少了动物性蛋白质。我有时会加点各种发芽的豆类，加点糙米、糙糯米或紫糯米，再放入几片姜、6～7小瓣大蒜、1小把香菜碎、南瓜块或番薯块一起煮熟，当作豆米饭来吃。

每日晚餐的发芽豆米饭食材

糙米（或糙糯米、紫糯米）、姜片数片、大蒜6～7小瓣、香菜碎1小把、南瓜块（或番薯块）

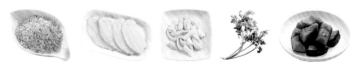

如果当天不觉得很饿，我晚餐甚至不吃豆米饭，只吃坚果类，如生杏仁、巴西栗5～6粒、生南瓜子2大匙或几粒核桃，都很不错。

比较特别的是，我在早上10点、下午2点和晚上7点，会各服用2匙天然无味的纤维粉冲水，来清理肠胃和排毒。

以下提供的食谱内容，希望供大家制作蔬果汁时参考。多多摄取新鲜的蔬果，让身体充分吸收到植物生化素，就会充满元气，健康满点！

一天三次清理肠胃和排毒

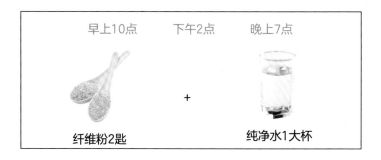

| 早上10点 | 下午2点 | 晚上7点 |

纤维粉2匙　　　　　　　　　　　　纯净水1大杯

18大健康蔬果汁制作秘诀

Q₁ 食谱中的容量单位如何换算？

A 1杯=250毫升=8盎司

1小（茶）匙=5毫升=5克

1大（茶）匙=3小匙=15毫升=15克

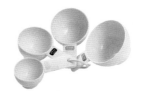

Q₂ 如何挑选所需要的蔬果？

A 蔬果的挑选，必须以安全、新鲜为基准。

安全的定义：无农药、无重金属、无生长激素、无寄生虫等污染。

新鲜的定义：外表丰盈、有光泽、枝叶翠绿、未干枯等。

Q₃ 食谱中所提到的蔬菜、水果及其他材料，要去哪里购买？

A 可在一般的超市、生机饮食店或传统菜市场购买，建议尽量挑选有机蔬菜。

Q₄ 食谱中所提到的蔬果，该如何清洗、处理？

A 清洗蔬菜水果时，可在一盆水中加3大匙海盐，再挤入1～3颗柠檬的汁（根据水果和蔬菜的分量斟酌），让其浸泡约4分钟，之后再用大量清水冲洗干净。

清洗蔬菜、水果

方法一

清水1盆+海盐3大匙+柠檬汁1~3颗。

方法二

刷净后，再用有机蔬果清洗剂（生机饮食店有卖）清洗，参考产品卷标上的方法说明。

方法三

洗净后，再用糙米水浸泡30~45分钟，取出清洗即可。

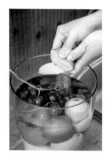
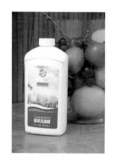
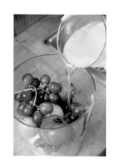

Q₅ 哪种蔬果机最适合搅打食谱中的各种蔬果汁？

A 蔬果机的选用，以耐热度高、3个马达以上为原则，目前科技只能做出2200 W（每分钟45 000转高速）的蔬果机，如果将来有4个马达以上的蔬果机，请选用功率最大的蔬果机。功率越大，越能将蔬果打到细小，释放出植物生化素，让细胞立即吸收，而不是饮用后未经吸收就被排出。

Q₆ 为什么要喝蔬果汁？

A 因为蔬果中含有丰富的植物生化素，只有吃进植物生化素，才能让免疫和自愈系统有足够的能力工作。植物生化素多存在于植物的皮、根、茎、籽这些长久以来被丢弃的部位，这些部位都需要靠强马达的蔬果机打成细小微粒，释放出防病治病的植物生化素，才能被人体细胞吸收。

Q7 如果打完一天6杯蔬果汁，可以放入冰箱冷藏吗？室温下可以放多久？可以加热饮用吗？

A 蔬果汁的最佳饮用时间，是现打现喝。但为了提高大家喝蔬果汁的意愿，若生活过于忙碌可放入冰箱冷藏保存。不过取出后应等回温再饮用，或加入1/3的温热水混合，喝微温的蔬果汁（这样做虽会破坏少许营养素，但为了健康着想总比不喝好。）

Q8 蔬果汁怎么搅打？平均打多少时间？

A 先将材料放入蔬果机中，用30秒打碎后，按低速打10秒，再转高速打60秒后，再转低速10秒，即可饮用。若要再加配料，则按低速打10秒后，转高速打10秒即可。

制作蔬果汁分解步骤

步骤一	步骤二
先将食材清洗干净，切细或切小块。	将质地软的食材放下层，质地硬的食材放上层，倒入2杯半干净的水后，用盖子盖紧。

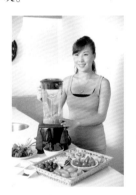

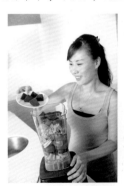

步骤三

一手轻压机盖，一手启动开关钮。

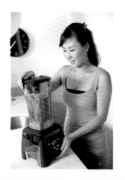

步骤四

按住打碎键30秒，再转按低速键10秒。

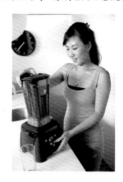

步骤五

转按高速键打约60秒，再转按低速键10秒，最后按停止键。

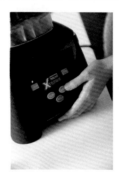

步骤六

打开果汁机盖，加入卵磷脂、蜂花粉、海盐等调味料，再盖上机盖。

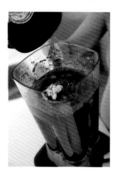

步骤七

按低速键10秒，转按高速键10秒。

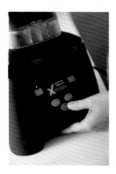

步骤八

按停止键，打开果汁机盖即可饮用。

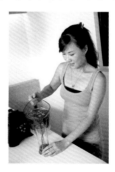

Q9 一天要喝几杯蔬果汁才够？

A 日常保健：早上1～2杯当早餐，中餐和晚餐前1小时各1杯，一天至少喝3～4杯蔬果汁。

患有疾病者：每天需要饮用至少6杯蔬果汁，才可获得足够的植物生化素，来供给和强化自身免疫和自愈系统。除了早上2杯，午餐、晚餐前各1杯，其余2杯可自行分配时间，但最好是空腹饮用。刚开始慢慢适应，不用勉强，做到尽力而为，尤其是平常少喝水的人。

特别提醒：每喝一口蔬果汁都要在口中细嚼十几下，才可以吞下去，让大脑指挥相关器官分泌酶素来分解、消化和吸收营养。

Q10 如果怕苦、怕酸、怕辣，不敢喝食谱上的蔬果汁，该怎么办？

A 怕酸：可以减少柠檬等酸味水果的分量。但要明白酸味水果癌细胞最不爱，对健康极其重要，最好能尝试接受，因为这些酸味水果进入体内就变成碱性，会提高自愈系统的修复力和免疫系统的防御力。

怕苦：可以加入木糖醇，有助于去掉苦味。

怕辣：老姜等辛辣食材可以先加少许的分量，慢慢习惯后，再逐步加至原本的量。如原应用1小瓣大蒜粒，可从半小瓣开始，慢慢加到1小瓣。

Q11 每天喝的6杯蔬果汁，可以有变化吗？会不会影响效果？种类变化是不是可以增进效果？

A 每天喝的6杯蔬果汁材料可以随意增减，只有番茄、胡萝卜和红色甜菜根是必备材料。如果只是保健，一般纯净水就可以使用；但如果患有疾病，就必须使用活性水，来帮助吸收营养、平衡酸碱度，促进排毒、净化细胞和供应细胞所需的矿物质，从而救活细胞，恢复其原有的功能。

Q12 饮食必须控制糖分的糖尿病患者，该如何喝蔬果汁？

A 糖尿病患者在修正饮食期间，最好半年内不食用甜味水果；半年后待胰岛素指数达到理想值，才可以恢复正常饮食。当然，这半年内可以加少量的番石榴、蓝莓、猕猴桃、枸杞子或木糖醇，让蔬果汁更加美味可口。建议最好每2小时喝1杯，一天6杯来达到少量多餐的标准。最重要的是，注意饮用水的洁净、无污染。

Q13 癌症病友在化疗期或恢复期都可以饮用蔬果汁吗？如何喝？

A 化疗期或恢复期更要多喝蔬果养生汁，才会挽回免疫和自愈功能，提早痊愈时间。而且保留皮、籽的有机蔬果汁，才能吸收到植物生化素，帮助排出体内毒素。

化疗期：建议每半小时或1小时慢啜饮半杯，一天10～12次（共6杯）。

恢复期：建议每2小时慢啜饮1杯，一天6杯以上（年长者冬天饮用时，可加些热水，让蔬果汁微温）。

Q14 如果想吃大餐，该怎么办？

A 大餐以1星期1次为原则。若无法避免吃进大鱼大肉，须在大餐前多饮用蔬果汁，来减少吃进没营养的食物；大餐后务必借助纤维素，来促进没消化的废物尽快排出。

Q15 哪些蔬果可以连皮带籽打汁，才能摄取到更多的植物生化素？

A 不可吃籽核的蔬果：水蜜桃、李子、梅子、樱桃等，这些核均有一层很硬的外壳，无法吃到含有植物生化素的核仁。

不可吃皮的蔬果：菠萝、榴莲等，因为它们的皮有细细的刺，会刺伤胃肠黏膜，有出血的危险。

可吃果皮及籽核的蔬果：牛油果、苹果、梨子、葡萄、杨桃、木瓜、大黄瓜、火龙果等，只要将果皮洗净后，可切细搅打蔬果汁饮用。猕猴桃表皮有细毛，可用湿布或小刷子在水龙头下清除干净，再连皮搅打蔬果汁。

可削去外皮，保留白色纤维、果肉及籽核的蔬果：柳橙、柠檬、葡萄柚等，只需将果皮削除薄薄的一层，保留白色皮的纤维，即可打成蔬果汁。

Q16 根茎类的番薯、马铃薯、山药、牛蒡及莲藕可以直接搅打蔬果汁吗？

A 可以。番薯、马铃薯及牛蒡含有丰富的膳食纤维，可提升肠胃机能，排出体内毒素，改善便秘及降低大肠癌罹患率。番薯还含有维生素A，可改善夜盲症；马铃薯富含维生素C，可预防坏血病；山药因为有黏液，生食可保健胃部；牛蒡含有高量的菊糖，有助于强筋健骨、增强体力；莲藕可以缓解肠胃不适，促进消化，且有助于消除紧张、安定精神。

请注意，番薯如果发芽应丢弃或者挖除发芽处再食用；马铃薯发芽则不能食用。这些根茎类蔬果打汁，最好是打完立即饮用，避免氧化。

马铃薯、番薯、山药等生吃，可能有的人群肠胃不耐受，建议根据自身情况选择烹饪方式。

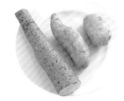

▲ 番薯、马铃薯、山药可生吃

Q17 猕猴桃果皮上的毛，可以打果汁喝吗？

A 对于皮上有毛的水果，目前功率最大的蔬果机尚未能将细毛处理得很好，因此建议去皮后再打汁较为理想。如果时间允许，可用湿布或小刷子在水龙头下清除果皮上的细绒毛，便可以连皮打汁。

Q18 苹果核不是含氰化毒物吗？为何还推荐食用？

A 如果一次用蔬果机打50个苹果，一个人一饮

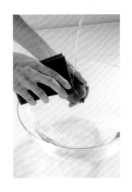

▲ 用湿布或小刷子，在水龙头下清除猕猴桃果皮的细绒毛

而尽，可能会中毒要立刻送医；如果一次只打几个苹果，全家人一起饮用，苹果核中的植物生化素则可以开启免疫和自愈系统，来修补人体，达到西方的谚语："一天一苹果，医生远离我。"

增强体质蔬果汁

强身健体蔬果汁

 Dr. Tom Wu 健康处方

可帮助降血糖、降血压，缓解肌肉酸痛，并且增强心脏和胰脏功能，清肝醒脑，增强免疫。

★ 此道蔬果汁可以用来保健和防病，一般人想降低体内糖分也可饮用，可多放些水果增加口感，不影响功效。

★ 糖尿病患者不可饮用。

分量：**1天6杯**　　　　口感：**微甜可口**

材料

蔬菜：

· 中型甜菜根　½个　　　· 中型番茄　2个

· 胡萝卜　1根

水果：

· 柠檬　½个　　　· 苹果　½个

· 草莓　6粒　　　　　· 菠萝　¼个

配料

· 纯净水　2½杯　　　· 亚麻籽　½茶匙

· 老姜　5片　　　　　· 海盐　¼茶匙

· 白芝麻　1大匙

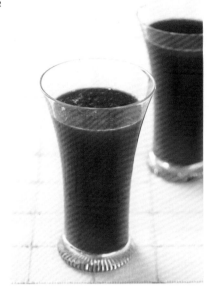

做法

1. 所有食材洗净；甜菜根去除有泥部分的皮后切块；胡萝卜、番茄、苹果、菠萝切块。

2. 柠檬削去绿色表皮，保留白色纤维、果肉和籽。

3. 把纯净水倒入2200 W以上的蔬果机内，再放入所有蔬果及配料，一同搅打成汁，即可饮用。

增强精力蔬果汁

 Dr. Tom Wu 健康处方

平衡体内酸碱度，可明目、强肾、补脑、强化骨骼，增强免疫和自愈力，增强精力和心脑功能。

★ 此道蔬果汁可帮助杀死幽门螺杆菌，促进消化，预防胃癌。

★ 罗勒是味道强烈的芳香药草，多用于地中海和东南亚地区的料理中；番茄则是意大利面的最佳佐料。

分量：**1天6杯**　　　　　　口感：**微酸带甜**

材料

蔬菜：

- 中型甜菜根　½个
- 番茄　2个
- 胡萝卜　1根
- 紫甘蓝　大叶

水果：

- 柠檬　½个
- 蓝莓　1杯（或蓝莓干¼杯）
- 草莓　1杯
- 覆盆子（或黑莓或桑葚）　3～5粒

配料

- 纯净水　2杯
- 枸杞　2大匙
- 九层塔（或罗勒）　1小把
- 老姜　5片
- 欧芹　5小根
- 迷迭香　1½根（或干燥的¼茶匙）

做法

1. 所有食材洗净；甜菜根去皮切块；胡萝卜切块。

2. 柠檬削去绿色表皮，保留白色纤维、果肉及籽，切块；番茄切块。

3. 把纯净水倒入2200 W以上的蔬果机内，再放入所有材料，一同搅打成汁，即可饮用。

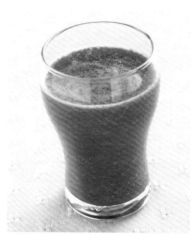

强化筋骨蔬果汁

 Dr. Tom Wu 健康处方

增加免疫力、精力，并强化骨骼及心脑功能，还能改善视力。

★ 草莓有增加骨质、通血管的功能。还有一定的催眠作用，建议适量食用，但失眠的人可多加些。

分量：1天6杯　　　　　　　　口感：**微酸带涩**

材料

蔬菜：

- 红色甜菜根　½个
- 胡萝卜　1根
- 玉米（黄、白皆可）　½根

水果：

- 柳橙　1个
- 草莓　½杯
- 牛油果　½个
- 柠檬　½个
- 葡萄　½杯

配料

- 纯净水　2杯
- 老姜　5片
- 亚麻籽　2小匙
- 欧芹　5小根
- 枸杞　2大匙

做法

1. 所有食材洗净；甜菜根去除有泥土部分的皮，切块；胡萝卜切块；生玉米削下玉米粒备用。

2. 牛油果去皮，不去籽；柠檬削去绿色表皮，保留白色纤维、果肉和籽；柳橙去外皮，保留白色纤维、果肉和籽。

3. 把纯净水倒入2200 W以上的蔬果机内，再放入所有材料，一同搅打成汁，即可饮用。

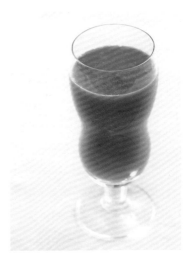

/173

健胃美肤蔬果汁

 Dr. Tom Wu 健康处方

帮助消化，还能明目、美肤、健胃、补肾，更能防肠癌。

★ 菠萝含有丰富的蛋白酶，是爱吃肉类族群的必备饮品。

★ 如果加上中型甜菜根½个，效果更好。

分量：1天6杯　　　　　　　　**口感：酸酸甜甜**

材料

蔬菜：

· 胡萝卜　1根　　　　　　· 玉米（黄、白皆可）　1根

· 番茄　1个

水果：

· 菠萝　½个　　　　　　　· 猕猴桃　1个

· 木瓜　⅓个

配料

· 纯净水　2杯　　　　　　· 枸杞　3大匙

做法

1. 所有食材洗净；胡萝卜及番茄切块；玉米削下玉米粒，备用。

2. 菠萝去皮，不去心切块；猕猴桃去皮切块；木瓜连皮及籽切片。

3. 把纯净水倒入2200 W以上的蔬果机内，再放入所有蔬果及配料，一同搅打成汁，即可饮用。

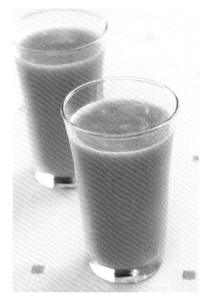

抗氧化强身蔬果汁

 Dr. Tom Wu 健康处方

强壮心脏和肾脏，帮助补脑、明目，还能防癌、安神。

★ 葡萄种类中马斯卡丁葡萄（Mascadine grape）营养最丰富，含最高的白藜芦醇
（Resveratrol）植物生化素，具有保心防癌的效果。

★ 迷迭香能补脑安神。

分量：1天6杯　　　　　　　　　　　口感：**微酸带涩**

材料

蔬菜：

· 中型甜菜根　½个　　　　　　　　· 胡萝卜　1根

· 番茄　1个

水果：

· 葡萄（有籽葡萄，可选马斯卡丁葡萄）　2杯　　　· 蓝莓　1杯（或蓝莓干⅓杯）

· 柠檬　1个

配料

· 纯净水　2杯　　　　　　　　　　· 老姜　5片

· 枸杞　3大匙　　　　　　　　　　· 迷迭香　少许

/175

做法

1. 所有食材洗净；甜菜根去皮切块；胡萝卜、番茄切块，备用。

2. 柠檬削去绿色表皮，保留白色纤维、果肉和籽。

3. 把纯净水倒入2200 W以上的蔬果机内，再放入所有材料，一同搅打成汁，即可饮用。

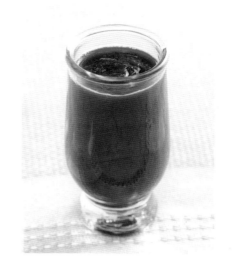

营养均衡蔬果汁

 Dr. Tom Wu 健康处方

平衡男女激素，预防卵巢癌和前列腺癌，可强化骨骼，增强免疫和自愈力，平衡心脑功能。

★ 小番茄要用全红的，不要带绿色，因为带绿色果皮的番茄，食用后可能造成肌肉酸痛。

分量：**1天6杯**　　　　　　口感：**微甜**

材料

蔬菜：

· 小型甜菜根　½个　　　　　· 胡萝卜　1根

水果：

· 樱桃番茄　1大碗（约250克）　　· 草莓（或红葡萄）　1大碗（约250克）

· 苹果　¼个

配料

· 纯净水　2½杯

· 白芝麻　2小匙（约10克）

· 蜂花粉　2小匙

· 欧芹　2小根

· 枸杞　1大匙（约10克）

做法

1. 所有食材洗净；甜菜根去皮切块；萝卜去皮切块，备用。

2. 把纯净水倒入2200 W以上的蔬果机内，再放入所有材料，一同搅打成汁，即可饮用。

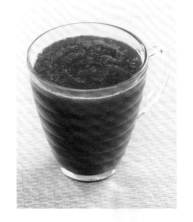

减肥防癌蔬果汁

清肠瘦身蔬果汁

 Dr. Tom Wu 健康处方

可帮助清肠通便，降低血糖。

★ 可每天更换喜欢的水果种类，让蔬果汁更可口美味。若不喜欢辛辣口味，可将大蒜减量或不放。一天喝6杯：早餐2杯，午餐、晚餐前各1杯，下午2杯。

★ 菠萝含有菠萝素，可帮助消化蛋白质和促进大肠蠕动；猕猴桃含有高量维生素C助清肠，丰富的钾含量可强化肾和心脏功能。

★ 饮用纤维粉加水，保持每日3～4次通便。

分量：**1天6杯**　　　　　　　口感：**微辣带涩**

材料

蔬菜：

- 中型红色甜菜根　1个
- 胡萝卜　1根
- 西芹　1根

水果：

- 菠萝　2片
- 猕猴桃　2个
- 柠檬　1个

配料

- 纯净水　2杯
- 大蒜　1小瓣
- 姜　5片
- 香菜　6小根
- 葫芦巴粉　½小匙
- 小茴香　½小匙
- 亚麻籽　各2大匙
- 黑芝麻　2大匙
- 蜂花粉　2大匙
- 海盐水　½小匙
- 枸杞　3大匙

做法

1. 所有食材洗净；甜菜根去皮切块；胡萝卜切块；西芹切段，备用。
2. 猕猴桃去皮切块；柠檬挤汁。
3. 把纯净水倒入2200 W以上的蔬果机内，再放入所有材料，一同搅打成汁，即可饮用。

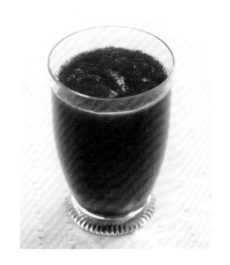

高纤塑身蔬果汁

 Dr. Tom Wu 健康处方

帮助减肥、强胃，醒脑提神、降血糖、降血压、强化心脏，并预防癌症。

★ 紫甘蓝含高量的植物生化素，可抗胃癌，又有麸酸胺强化胃功能；大黄瓜有降血糖、血压的功效；紫菜含丰富的碘，加强新陈代谢，帮助消化。

★ 葫芦巴粉能降血糖、降甘油三酯、升高好的胆固醇（HDL），增加微血管的血液流通，强化心功能和肾功能；番茄含有植物生化素茄红素，能预防心脏病、骨质流失、前列腺癌、乳腺癌、卵巢癌和肠癌。

分量：1天6杯　　　　　　　　　**口感：微辣带苦**

材料

蔬菜：

· 中型红色甜菜根　1个　　　　　· 番茄　2个

· 紫甘蓝　2叶　　　　　　　　　· 大黄瓜　½根

· 紫菜　1张

水果：

· 柠檬　1个　　　　　　　　　　· 苹果　½个（或菠萝¼个）

· 葡萄　8粒

配料

· 纯净水　2杯　　　　　　　　　· 姜　5片

· 大蒜　1小瓣　　　　　　　　　· 芝麻　2小匙

· 亚麻籽　2小匙　　　　　　　　· 蜂花粉　2小匙

· 卵磷脂   2小匙   · 葫芦巴粉   ½小匙

· 海盐水   ½小匙   · 香菜   3根

· 欧芹   3根

做法

1. 所有食材洗净；甜菜根去皮切块；大黄瓜留皮及籽切块，备用。

2. 番茄切块；柠檬挤汁。

3. 把纯净水倒入2200 W以上的蔬果机内，放入除卵磷脂外的所有材料，一同搅打成汁；然后加入卵磷脂，用低速搅打10秒，即可饮用。

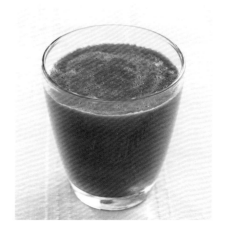

美容窈窕蔬果汁

 Dr. Tom Wu 健康处方

帮助塑身、补脑，还能强心、强肾、通肠、利尿、强骨骼。

★ 芦笋含有维生素A、B族维生素、维生素C、钙、钾和天门冬素，是最好的天然利尿剂，同时维持电解质的平衡，使肾脏功能增强。

★ 绿藻能降血压、降胆固醇，加强免疫功能，又有很高的核糖核酸（RNA），加强大脑记忆力和学习力。同样含很高的抗氧化素，防止自由基破坏脑细胞；其中叶绿素能补血和去除重金属，如铅、水银。

★ 番茄富含茄红素，是心脏的强心剂，又能预防多种癌症。

分量：**1天6杯**   口感：**微酸带涩**

材料

蔬菜：

· 中型红色甜菜根   1个   · 胡萝卜   1根

· 番茄　2个

· 芦笋　4根

水果：

· 柠檬　1个

· 葡萄　8粒

配料

· 纯净水　2杯

· 姜　5片

· 大蒜　1小瓣

· 绿藻　20粒

· 亚麻籽　2小匙

· 小茴香粉　½小匙

· 芝麻　2小匙

· 蜂花粉　2小匙

· 卵磷脂　2小匙

· 海盐水　½小匙

· 欧芹　5根

· 九层塔　5叶

· 薄荷　5叶

做法

1. 所有食材洗净；甜菜根去皮切块，胡萝卜切块，芦笋切段，备用。

2. 番茄切块；柠檬挤汁。

3. 把纯净水倒入2200 W的蔬果机内，放入除卵磷脂外的所有材料，一同搅打成汁；再加入卵磷脂，用低速搅打10秒，即可饮用。

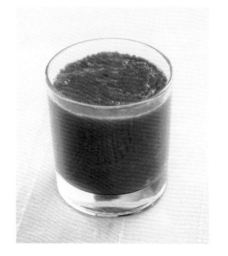

防癌强身蔬果汁

 Dr. Tom Wu 健康处方

能预防乳腺癌、肠癌，降胆固醇、稀血及降血压，增强甲状腺功能，强化免疫及自愈系统。

★ 正在服用降胆固醇药物的患者，不宜饮用此道蔬果汁，因为柑橘类的水果会稀血和降胆固醇，会引发降胆固醇药物的后遗症。

★ 普通人日常保健，早、晚餐前1小时各2杯，一日至少4杯蔬果汁；患病和已愈者每日需饮用至少6杯，以保证足够的植物生化素来供给、强化自身免疫和自愈系统。

★ 也可饮用纤维粉加水，保持每日3次通便。

★ 如果加上1个中型甜菜根，效果更好。

分量：1天4～6杯　　　　　**口感：酸甜微带苦味**

材料

蔬菜：

· 胡萝卜　2根　　　　　　　　· 番茄　2个

· 玉米（黄、白皆可）　½根

水果：

· 苹果　½个　　　　　　　　　· 柳橙　½个

· 葡萄柚　¼个　　　　　　　　· 柠檬　1个

配料

· 纯净水　2½杯　　　　　　　· 干紫菜　¼片

· 白芝麻　2大匙

做法

1. 将所有食材洗净；胡萝卜及番茄切块；
   玉米削下玉米粒；苹果不去皮也不去
   心，切块备用。

2. 葡萄柚、柳橙、柠檬削去外皮，保留白
   色纤维和果肉的部分，籽也要保留。

3. 把纯净水倒入2200 W以上的蔬果机内，
   并将所有蔬果连同配料一同放入，搅打
   成汁，即可饮用。

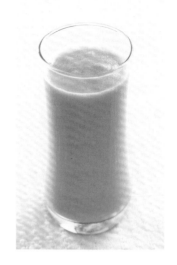

卵巢前列腺保健蔬果汁

 Dr. Tom Wu 健康处方

预防乳腺癌，并可保健卵巢和前列腺。
★ 石榴又被称为"多子的苹果"，富含维生素C、钾及苹果酸等，对心脏、卵
  巢、前列腺有保健作用；包菜芽的植物生化素比包菜高出3～10倍，在防癌治
  癌上更有功效。
★ 抱子甘蓝（Brussels sprouts）又称芽甘蓝、抱子高丽菜，属十字花科甘蓝类蔬
  菜，原产于地中海沿岸。可食用的部分为腋芽处形成的小叶球，纤维多，营养
  丰富，蛋白质含量在甘蓝类蔬菜中最高，可防治卵巢癌和前列腺癌。

分量：**1天6杯**　　　　　　　　　口感：**酸甜微带苦味**

材料

蔬菜：

· 包菜芽　1杯（或抱子甘蓝2个）　　· 胡萝卜　1根

· 玉米（黄、白皆可）　1根

水果:

- 樱桃番茄　2杯
- 苹果　1个
- 柠檬　1个
- 石榴　1个
- 葡萄　8颗

配料

- 纯净水　2½杯
- 老姜　5片
- 亚麻籽　2大匙
- 芝麻（黑、白皆可）　2小匙
- 辅酶Q10　3粒
- 枸杞　3大匙

做法

1. 将所有食材洗净；胡萝卜及樱桃番茄切块；玉米削下玉米粒；苹果不去皮也不去心，切块备用。

2. 柠檬削去外皮，保留白色纤维和果肉，不去籽；石榴取其籽及白色的部分。

3. 把纯净水倒入2200 W以上的蔬果机内，并将所有蔬果连同配料一同放入，搅打成汁，即可饮用。

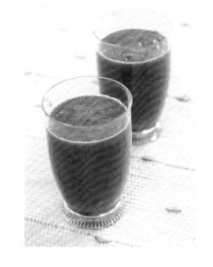

防癌抗癌蔬果汁

 Dr. Tom Wu 健康处方

预防胃癌、喉癌、食管癌。
★ 此道蔬果汁不仅可预防肠胃类癌症、强化心脏，还能防治脂肪肝。
★ 如果没有马斯卡丁葡萄，可用一般的红色葡萄替代。
★ 辅酶Q10可增加卵巢细胞的能量，促进心脏的血液流动。

分量：**1天6杯**　　　　　　　　　口感：**甜带微酸**

材料

蔬菜：

- 红色甜菜根中型　½个
- 胡萝卜　1根
- 豆芽菜　½杯
- 紫甘蓝　⅛个

- 番茄　2个
- 苜蓿芽　1杯
- 金针菇　少许

水果：

- 柠檬　1个
- 红色马斯卡丁葡萄　10粒

配料

- 纯净水　2½杯
- 巴西栗　5粒
- 亚麻籽　2小匙
- 辅酶Q10　3粒
- 欧芹　5根

- 老姜　5片
- 枸杞　3大匙
- 蜂花粉　2小匙
- 九层塔　8叶

做法

1. 所有食材洗净；红色甜菜根去皮；紫甘蓝切块状，不去心；胡萝卜切块，备用。

2. 柠檬削去外皮，保留白色纤维和果肉，不去籽；番茄切块。

3. 把纯净水倒入2200 W以上的蔬果机内，再加蔬果及配料，一同搅打成汁，即可饮用。

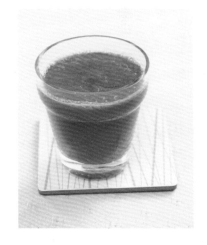

心脑血管保健蔬果汁

净血降压蔬果汁

 Dr. Tom Wu 健康处方

净化心脑血管、降血压、降胆固醇，强化心脏，还能增强记忆力。

★ 此蔬果汁建议一天喝6杯，2杯当早餐，午、晚餐前1小时各1杯，下午时再喝
2杯。

★ 另外可用3大匙纤维粉加入1大杯水混合后立即服下，一天饮用3次，尽量维持
一天3次排便。

★ 若要加强功效，可加进中型甜菜根½个。

分量： 1天6杯　　　　　　　　　　**口感：** 甘甜微辣可口

材料

蔬菜：

· 胡萝卜　1根　　　　　　　　· 番茄　2个

· 大黄瓜　½ 根　　　　　　　　· 秋葵　3条

· 干黑木耳　½杯

水果：

· 红葡萄　½杯　　　　　　　　· 牛油果　1颗

· 柠檬　1个

配料

- 纯净水　2½杯
- 朝天椒　1根
- 欧芹　5小根
- 卵磷脂　2小匙

- 大蒜　1小瓣
- 香菜　6小根
- 枸杞　3大匙

做法

1. 将干黑木耳洗净，泡水几小时备用；所有蔬果洗净。

2. 胡萝卜及番茄切块；大黄瓜不去皮切块；秋葵切段。

3. 牛油果去皮不去籽；柠檬削去外皮，保留白色纤维和果肉，不去籽；红葡萄不去皮不去籽；用热水洗净枸杞，备用。

4. 将香菜及欧芹切碎；大蒜去皮。

5. 把纯净水倒入2200 W以上的蔬果机内，再放入除了卵磷脂外的所有材料，一同搅打成汁；再加入卵磷脂用低速搅打10秒，即可食用。

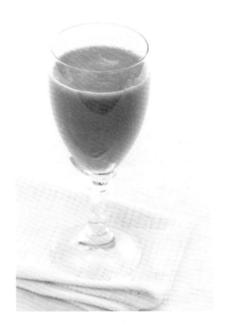

改善高血压蔬果汁

 Dr. Tom Wu 健康处方

改善高血压。

★ 此蔬果汁建议一天喝6杯，2杯当早餐，午、晚餐前1小时各喝1杯，下午时再喝2杯。

★ 并用3大匙纤维粉加入1大杯水混合后立即服下，一天饮用3次，尽量维持一天3次排便。

★ 避免煎、炸、炒、烤的食物；每天1～2次快步走30分钟，是降血压的最佳方法。可加1个中型甜菜根，效果更好。

分量：**1天6杯**　　　　　　口感：**微甘带酸**

材料

蔬菜：

- 胡萝卜　1根
- 西芹　3根
- 大黄瓜　½根
- 苜蓿芽　少许

水果：

- 番茄　2个
- 猕猴桃　2个
- 苹果　½个

配料

- 纯净水　1杯
- 卵磷脂　2小匙
- 纤维粉　2汤匙
- 无糖豆浆　1杯
- 亚麻籽　2小匙

做法

1. 所有食材洗净；胡萝卜、番茄切块；大黄瓜和西芹不去皮，切块，备用。
2. 苹果不去皮也不去心，切块；猕猴桃去皮，切块。
3. 把纯净水倒入2200 W以上的蔬果机内，放入除了卵磷脂、纤维粉外的所有材料，一同搅打成汁；再加入卵磷脂，用低速搅打10秒即可，饮用前加入纤维粉混合食用。

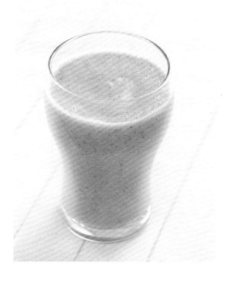

改善低血压蔬果汁

 Dr. Tom Wu 健康处方

改善低血压。

★ 一般低血压的人也容易低血糖，所以此道蔬果汁也适用于低血糖的人。

★ 建议运动可选择阳光较强时，快步走30分钟。

★ 低血压的人往往肾脏较弱，可多吃黑色食物补肾，如黑芝麻、黑豆、黑糯米等，加些海盐水一同搅打。

分量: **1天6杯**　　　　　　　　　□感: **甘甜可口**

材料

蔬菜:

· 中型红色甜菜根　1个　　　　· 胡萝卜　1根

· 番茄　2个

水果:

· 黑葡萄　½杯　　　　　　　　· 黑枣　½杯

· 猕猴桃　1个

配料

· 纯净水　2杯　　　　　　　　· 老姜　5片

· 枸杞　2大匙　　　　　　　　· 黑芝麻　2大匙

· 亚麻籽　2小匙　　　　　　　· 黑胡椒粉　½小匙

· 甘草粉　1小匙　　　　　　　· 小茴香　¼小匙

· 海盐水　1小匙

做法

1. 所有食材洗净；甜菜根去皮切块；胡萝卜及番茄切块，备用。

2. 黑葡萄不去皮，也不去籽；猕猴桃去皮切块；枸杞泡水洗净，备用。

3. 把纯净水倒入2200 W以上的蔬果机内，再放入所有蔬果及配料，一同搅打成汁，即可饮用。

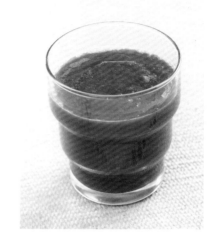

呼吸道保健蔬果汁

畅通呼吸道蔬果汁

 Dr. Tom Wu 健康处方

改善过敏及气喘。

★ 此道蔬果汁建议新鲜饮用。黑胡椒粒可先放5粒，再慢慢加重分量，若材料中有老姜也可先由1~2片，再加到6~7片。

★ 呼吸道不好的人，建议避免花生、香蕉、梨、西瓜、哈密瓜等瓜类；过敏较严重的人可将纯净水改为活性水。口嚼几小叶迷迭香，可以立通鼻孔，使呼吸舒畅。

★ 睡前可将2大匙木糖醇加入400毫升温水中，来清洗鼻孔。方法为倒1大口木糖醇水含于口中，抬头让水达到喉咙，轻轻由喉咙喷气使水发出声音后，立刻合紧口唇，用力把口中的水鼓向鼻孔并同时低下头，让水由鼻孔流出，重复此动作直到用完全部的水。

分量：**1天6杯**　　　　　　　口感：**酸甜可口**

材料

蔬菜：

- 小型红色甜菜根　1个
- 胡萝卜　1根
- 番茄　2颗

水果：

- 猕猴桃　2个
- 新鲜蓝莓　½杯
- 火龙果　½个

配料

- 纯净水　2杯
- 枸杞　3大匙
- 亚麻籽　2小匙
- 蜂花粉　½小匙
- 黑胡椒粒　10粒
- 香菜　3小根

做法

1. 所有食材洗净；甜菜根去皮切块；胡萝卜及番茄切块；猕猴桃及火龙果去皮，切块；香菜切碎；枸杞泡热水数分钟，备用。

2. 把纯净水倒入2200 W以上的蔬果机内，再放入所有材料，一同搅打成汁，即可饮用。

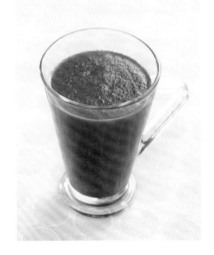

肺部保健蔬果汁

 Dr. Tom Wu 健康处方

肺部保健良品。

★ 此蔬果汁建议2杯当早餐，中、晚餐前1小时各1杯，下午2杯。养成早睡习惯，并常做深呼吸。可将6杯活性水加1个罗汉果，煮成2大杯，饮用前加½小匙黑胡椒粉，一口一口慢慢喝，早晚各1杯。

★ 肺部虚弱时，易患感冒、咳嗽、多痰、哮喘及便秘，应禁烟酒，避免香蕉、梨子、西瓜、哈密瓜、椰子汁、汽水及冰冷饮品，少吃精制粉类做成的食物，杜绝煎、炸、炒、烤。多吃有机蔬果、五谷豆饭、海鲜、有机瘦肉等。

★ 也可多喝杏仁奶，将杏仁1大把、糙米1大把、纯净水500毫升一起放入蔬果机内搅打成汁，可当早餐，记得温喝，不可冷藏。

分量：1天6杯　　　　　　　　　**口感：甘甜可口**

材料

蔬菜：

· 红色甜菜根中型　½个　　　　　· 胡萝卜　2根

· 番茄　2个　　　　　　　　　　· 白玉米　2根

· 洋葱　½杯

水果：

· 火龙果　½个　　　　　　　　　· 大黑枣　3个

配料

· 纯净水　2杯　　　　　　　　　· 老姜　5片

· 杏仁　10粒　　　　　　　　　　· 蜂花粉　2小匙

做法

1. 所有食材洗净；甜菜根去皮切块；胡萝卜及番茄切块；玉米削下玉米粒；洋葱切碎；火龙果去皮切块。

2. 把纯净水倒入2200 W以上的蔬果机内，再放入所有蔬果及配料，一同搅打成汁，即可饮用。

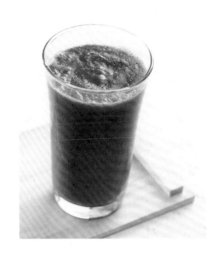

强化肺肠蔬果汁

 Dr. Tom Wu 健康处方

预防肺癌，强化肺功能和大肠功能。

★ 姜黄是中药材，也是咖喱的主要香辛料，许多大超市能买到。姜黄具抗菌作用，对肝脏有益，能刺激胆汁，分解油脂。最新研究指出，姜黄可以预防阿尔茨海默病所造成的老人失智症状，和一切身体的炎症。

★ 如果咳嗽，可用罗汉果加红枣、甘草、蜜枣、姜、黑胡椒粉加纯净水煮汤，煮好后再加入枸杞，即可热饮。如经济条件允许，也可将雪蛤加姜和少量海盐，一起炖煮食用。

分量：1天6杯　　　　　**口感：酸甜开胃**

材料

蔬菜：

· 小型红色甜菜根　1个　　　· 番茄　2个

· 胡萝卜　2根　　　　　　　· 花菜　120克

· 洋葱　½杯

水果：

· 火龙果　½个　　　　　　　· 牛油果　½个

- 新鲜蓝莓　½杯
- 柠檬　1个

- 纯净水（温）　2杯
- 老姜　5片
- 枸杞　3大匙
- 白芝麻　3大匙
- 欧芹　3根
- 迷迭香　少许

- 黑葡萄　10粒

- 大蒜　1小瓣
- 姜黄　½小匙
- 亚麻籽　3大匙
- 香菜　3小根
- 薄荷叶　4叶

做法

1. 所有食材洗净；甜菜根去皮切块；花菜不去茎切块；胡萝卜及番茄切块；洋葱切碎，备用。

2. 火龙果去皮切块；牛油果去皮不去籽；柠檬去皮，保留白色纤维及籽；黑葡萄连皮及籽保留；香菜及欧芹切碎。

3. 把温的纯净水倒入2200 W以上的蔬果机内，再放入所有蔬果及配料，一同搅打成汁，即可饮用。

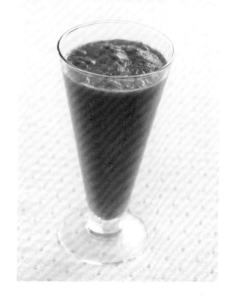

消化道保健蔬果汁

摆脱便秘蔬果汁

 Dr. Tom Wu 健康处方

改善便秘、结肠保健。

★ 将1大匙橄榄油、1大匙椰子油及少许葡萄柚汁拌匀后饮用，可帮助排泄。

★ 可将3大匙纤维粉、1大匙椰子油加入1大杯水中，轻拌混合后服下，一天饮用3次，养成每天排便3次的习惯。

★ 如果加上1个中型甜菜根，效果更好。

分量：**1天6杯**　　　　　　　　口感：**甘甜可口**

材料

蔬菜：

・玉米（黄、白皆可）　1根　　　・菠菜（约手掌大小）　1大把

水果：

・菠萝（约6厘米高、2厘米厚）　3片　　　・柠檬　½个

・无花果　5个　　　・西梅（西梅干）　5粒

配料

・纯净水　2½杯　　　・榛子　¼或½杯

・亚麻籽　3小匙　　　・白芝麻　3小匙

· 枸杞 3大匙　　　　　　　　　· 纤维粉 1大匙

做法

1. 所有食材洗净；玉米削下玉米粒。

2. 菠萝去皮不去心；柠檬削去外皮，保留白色纤维和果肉，不去籽。

3. 把纯净水倒入2200 W以上的蔬果机内，再放入除了纤维粉外的所有材料，一同搅打成汁即可，饮用前再加入纤维粉混合后饮用。

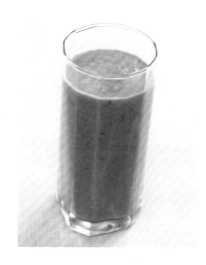

肠胃保健蔬果汁

 Dr. Tom Wu 健康处方

预防肠绞痛，强化肠胃。

★ 如果想增强肠胃改善功效，用3大匙纤维粉、1大匙椰子油加入1大杯水，混合后立即服下，一天饮用3次，尽量维持一天3次排便。

★ 也可补充益生菌，每次3粒，一天2～3次，空腹或喝蔬果汁前30分钟服用。

分量: **1天6杯**　　　　　　　　口感: **微酸带涩**

材料

蔬菜:

· 菠菜（约手掌大小） 1小把　　　· 中型甜菜根 1个

· 胡萝卜 1根　　　　　　　　　· 番茄 1个

水果:

· 菠萝（约6厘米高、2厘米厚） 3片　· 猕猴桃 2个

· 木瓜 ⅓个

配料

・纯净水　2杯

・榛子　¼杯

・小茴香　½小匙

・九层塔　5叶

・老姜　5片

・黑芝麻　3小匙

・薄荷叶　5叶

做法

1. 所有食材洗净；甜菜根去皮切块；胡萝卜、番茄切块备用。

2. 菠萝去皮不去心切块；猕猴桃去皮切块；木瓜留皮及籽切块。

3. 把纯净水倒入2200 W以上的蔬果机内，再放入所有蔬果及配料，一同搅打成汁，即可饮用。

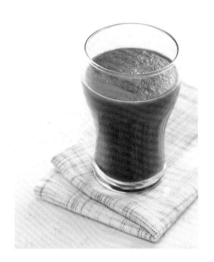

强化肝脏功能蔬果汁

 Dr. Tom Wu 健康处方

肝脏保健良品。

★ 此道蔬果汁建议每餐前30分钟饮用。

★ 苜蓿芽、甜菜根、姜丝、蒜蓉、迷迭香、九层塔、柠檬汁、初榨橄榄油、牛油果、卵磷脂以及梨子等主要食材，都对肝脏很有帮助。春夏季节盛产的洋蓟（Artichoke），可用清蒸或煮汤食用，清肝补肝。

★ 保肝首先要远离烟酒，其次多吃水煮清蒸的食物，如鱼汤、蒸鱼、蔬菜沙拉，沙拉中一定要有蒲公英叶。

分量：1天4～6杯　　　　　　　口感：**甘甜可口**

材料

蔬菜：

- 中型红色甜菜根　1个
- 芦笋　3根
- 苜蓿芽　½杯
- 紫甘蓝叶　数片

水果：

- 梨子（青皮梨或青苹果）　½个
- 牛油果　½个
- 柠檬　1个

配料

- 纯净水　2杯
- 枸杞　3大匙
- 欧芹　5小根
- 迷迭香　少许
- 老姜　5片
- 卵磷脂　2～3小匙
- 香菜　5～6小根

做法

1. 所有食材洗净；甜菜根去皮切块；芦笋切段。
2. 梨子连皮切块；牛油果去皮不去籽切块；柠檬削去外皮，保留白色纤维和果肉，不去籽备用。
3. 把纯净水倒入蔬果机内，再放入除卵磷脂外的所有材料，一同搅打成汁；最后加入卵磷脂，用低速搅打10秒即成。

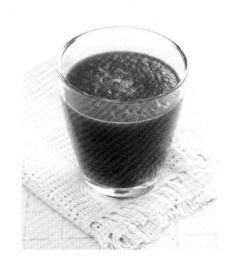

糖尿病改善蔬果汁

改善低血糖蔬果汁

 Dr. Tom Wu 健康处方

改善低血糖。

★ 此道蔬果汁建议一天喝4～6杯。

★ 低血糖是糖尿病的开始，应避免吃一切煎、炸、炒的食物和肥肉，同时要少吃精制粉类做成的面条、面包、米粉、河粉、馒头等食物。

★ 有低血糖症状的人，要采取少量多餐，一天5～6餐来平衡血糖，并多吃蔬菜水果，还有马铃薯、番薯、玉米、海鲜、海藻、紫菜和少量瘦肉。

分量：1天4杯　　　　　　　　　　**口感：甜带微酸**

材料

蔬菜：

· 小型红色甜菜根　1个　　　　　　　· 胡萝卜　1根

· 番茄　1个　　　　　　　　　　　　· 玉米（黄、白皆可）　1根

· 小黄瓜　1根　　　　　　　　　　　· 小红薯　1个

水果：

· 新鲜蓝莓　½杯　　　　　　　　　　· 柠檬　1个

配料

· 纯净水　2½杯　　　　　　　　　　· 枸杞　3大匙

·小茴香　¼小匙

·甘草粉　1小匙

·黑胡椒粒　5小粒

·香叶　5片

·蜂花粉　3小匙

做法

1. 所有食材洗净；甜菜根去皮切块；胡萝卜及番茄切块；玉米削下玉米粒；小黄瓜切块；红薯连皮切块，备用。

2. 柠檬削去外皮，保留白色纤维、果肉及籽。

3. 把纯净水倒入2200 W以上的蔬果机内，再放入所有蔬果及配料，一同搅打成汁，即可饮用。

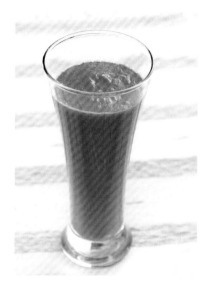

改善高血糖、高血压蔬果汁

 Dr. Tom Wu 健康处方

改善糖尿病（1型和2型），平衡血糖，降血压。

★ 此道蔬果汁可少量多次饮用。2杯当早餐；午、晚餐前1小时各1杯；下午每2小时1杯或2杯。因为苦瓜和莙荙菜都有天然的胰岛素，可平衡血糖和降血压，而大黄瓜也具此功效。

★ 糖尿病患者除了喝蔬果汁，还要避免面条、面包、米粉、糕饼、甜品及煎、炸、炒、烤食物，尤其不能吃花生、腰果和奶制品。

★ 另外可用3大匙纤维粉、1大匙椰子油加入1大杯水，混合后立即服下，一天饮用3次。

分量：**1天4～6杯**　　　　　　　　　口感：**酸苦微甜**

材料

蔬菜：

· 中型红色甜菜根　½个

· 大黄瓜　½根

· 苦瓜（白、绿皆可）　½根

· 君荙菜（由根到叶）　3大叶

水果：

· 新鲜蓝莓　½杯

· 柠檬　1个

配料

· 纯净水　2杯

· 肉桂粉（或小茴香粉）　¼小匙

· 枸杞　3大匙

· 嫩姜（约3厘米）　1块

· 蜂花粉　2小匙

做法

1. 所有食材洗净；甜菜根去皮切块；苦瓜保留籽，切块；大黄瓜不去皮切块。

2. 柠檬削皮，保留白色纤维和果肉，不去籽；枸杞泡热水数分钟，备用。

3. 把纯净水倒入2200 W以上的蔬果机内，再放入所有蔬果及配料，一同搅打成汁，即可饮用。

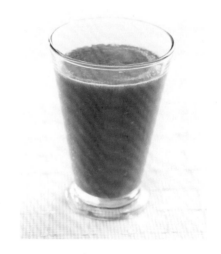

平衡血糖、血压蔬果汁

 Dr. Tom Wu 健康处方

改善糖尿病（2型），平衡血糖，降胆固醇、降血压。

★ 每天保持在阳光较强时，快步走路30分钟，一天2次。

★ 大黄瓜能降血糖和血压；莙荙菜含有类似胰岛素的植物生化素，能降血糖和消除疲劳；丁香粉能降血糖、甘油三酯和胆固醇；葫芦巴粉能平衡血糖，降甘油三酯，升高好的胆固醇。

★ 2型糖尿病患者多因吃过多精制粉类食物，如面粉、面包、糕饼，或过多煎、炒的食物。饮食上应避免这些，尽量细嚼慢咽，少量多餐。

分量： 1天4～6杯　　　　　　　**口感：** 酸甜

材料

蔬菜：

· 中型红色甜菜根　½个

· 番茄　2个

· 莙荙菜（由根到叶）　1大叶

· 胡萝卜　1根

· 大黄瓜　1根

· 玉米（黄、白皆可）　1根

水果：

· 柠檬　1个

配料

· 纯净水　2½杯

· 亚麻籽　3小匙

· 丁香粉　¼小匙（或肉桂粉¼小匙，或葫芦巴粉½小匙）

· 蜂花粉　2小匙

· 老姜　5片

· 枸杞　3大匙

做法

1. 所有食材洗净；甜菜根去皮切块；胡萝卜
   及番茄切块；大黄瓜不去皮切片；玉米削
   下玉米粒；枸杞泡热水备用。

2. 柠檬削去外皮，保留白色纤维和果肉，不
   去籽。

3. 把纯净水倒入2200 W以上的蔬果机内，
   再放入所有蔬果及配料，一同搅打成汁，
   即可饮用。

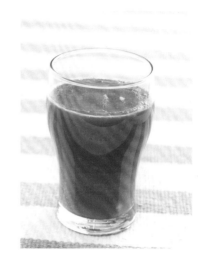

来自**世界**各地的肯定与分享

【推荐一】Kathleen MacIsaac / 自然医学博士、医师（美国佛罗里达坦帕市）

吴医师夫妇是真正会治疗的医者，他们的真诚是推动我们学习"自然医学"的动力。

【推荐二】Daniel Gudz / 癫痫症患者（俄罗斯）

吴医师改善了我的癫痫症，甚至包括身心灵整体的健康。使我从自杀的边缘找回人生乐趣，开始关心自己的健康。

【推荐三】Emma Papa / 糖尿病及乳腺癌患者（墨西哥）

要想拥有健康的身体，吴医师的健康食谱最优秀。希望每一个人都能吃得健康，并常饮天然蔬果汁保持健康。

【推荐四】Evelyn Chung / 肠癌肿瘤患者（中国台湾）

收到您的信后，我立马改变自己的饮食习惯，开始喝蔬果汁改善健康。您的医治我一生难忘，希望每个人都能用正确的食谱和营养品来治病。

【推荐五】Seline / 胸部硬块患者（中国香港）

听了吴医师夫妇的演讲，我真的收获很多。自从听从吴医师指导改善饮食后，我的健康情况比从前好了很多。多亏吴医师夫妇，非常感谢你们。

【推荐六】Elizabeth / 孤独症患者（美国）

医院诊断我19个月大的儿子患有孤独症，但直到遇见吴医师才发现这诊断其实是错误的。我们按照吴医师的指导去执行饮食，我儿子开始有了惊人的进步，连治疗师都感到很惊奇。儿子刚满2岁，可以由1数到13，而且还能辨别英文字母，知道12种以上的颜色。感谢吴医师的帮忙，我的儿子不再是自闭儿。

【推荐七】Jasmine Chow / 不孕症患者（马来西亚）

我花了三年的时间看妇产科，只为能生出自己的孩子，却一直没有进展。直到听了吴医师的指导，我改变饮食及生活习惯，从而减重18千克，并有了生育能力。谢谢吴医师夫妇，你们是如此充满爱心，无私帮助人恢复健康。

【推荐八】Ephraim Pang / 皮肤炎患者（美国加州）

我5岁的儿子患有很严重的皮肤病，一晒太阳就会晒伤皮肤，常常发炎到无法控制。直到接受吴医师定的食谱和蔬果汁，三个月后开始有明显的改善。现在他不但可以外出骑自行车、晒太阳，也可以去露营，享受一切户外活动。以前他的皮肤像老人的，现在已经恢复到符合了他年龄的皮肤，谢谢吴医师。

【推荐九】J. Gutierrez / 严重骨椎受伤患者

1985年我因工作受伤，造成三年无法上班，长期看医生、骨椎医师，以及靠止痛药控制，但都毫无起色，最后还面临可能要开刀治疗。幸好遇到吴医师，他教我改变食谱和生活习惯，并且喝蔬果汁，改善了我长期的痛楚。真是感谢吴医师夫妇。

【推荐十】Prof. Dr. P. I Peter / 追求健康养生者（印度）

自从2007年认识我的保健教练吴医师夫妇，我开始对生机饮食产生很大的兴趣。蔬果汁成为我每天必不可少的食谱，也因此揭开我健康、灿烂的人生。现在我精力充沛，每天可以工作18～20小时，还能精神集中，记忆力强。我已把蔬果汁介绍给身边的每一个人，也正在计划将蔬果汁的功效传到世界各地，作为人类的保健疗法。

我衷心感谢吴医师夫妇改变我的人生，以及对人类的贡献。

【推荐十一】Dr. S. Sankarsan / 追求健康养生者（印度）

2007年吴医师在印度主持保健教育培训班，我在那时开始体会到生机饮食的好处。我现在每天都喝蔬果汁，感受到惊人的效果。现在总是精力充沛、精神集中、冷静、喜乐，每天过着积极的人生。非常感谢吴医师夫妇对我一生的影响。

【推荐十二】R. Nuno / 呕吐及腹泻患者（美国加州）

我在2004年开始生病，整天不停呕吐，越来越严重，看了很多医生，也做了肠胃镜检查，却都找不出原因。不停地呕吐及腹泻，让我瘦了20磅，病到皮包骨。

最后朋友介绍我去看吴医师，并且遵循他的医嘱，一星期内，症状就改善了不少，虽然当时还未完全痊愈，但我已经可以走路、露营。因此坚定信心，继续做完疗程，现在的我觉得好多了，身体也恢复了健康。最奇妙的是，当时我只找吴医师就诊了一次而已。

【分享一】Ed Vincent / 78岁肺癌三期痊愈者、某大公司董事长（美国加州）

开始执行：2003年6月底

2003年6月底，我被诊断为肺癌3B期，经过手术切除了有癌细胞的肺叶。很不幸的是，还是存在一些无法用开刀方式切除的恶性肿瘤，我因此被宣判只剩下几个月可活。

手术一个月后，我去求助吴医师，同一天我也另外看了两个不同的营养师，另外两位营养师给我的建议都差不多，但吴医师给了我更好的饮食计划，所以我选用了吴医师的疗程。

　　吴医师根据我的状况，为我量身打造"生机饮食蔬果汁"食谱，并且告诉我初期一天要饮用8杯，还教我相关营养补充品的服用时间和方法，再加上调息运动与对症按摩的治疗。大约执行半年后，我现在一天改喝6杯蔬果汁，并搭配更多、更丰富的蔬果。

　　去年到医院做断层扫描和照X线，已经没有癌症的倾向，医生无法理解原因，你现在可以明白我为什么说"我有多幸运能遇见吴医师"这句话了吗？

　　吴医师夫妇都有非常丰富的医学和营养学知识，两个人都有温暖、乐于助人的好心肠。希望我的健康分享能帮助更多生病的人。

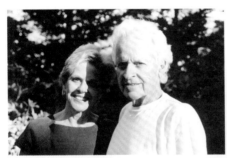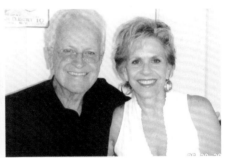

　▲ 上图为Ed Vicent在2003年罹患第三期肺癌时，与太太合照；
　　下图为饮用蔬果汁三年后，2006年与太太合照。

【分享二】黄花燕／53岁肝衰竭、乳房硬块患者（新加坡）

　　我认识吴医师夫妇已经有十几年，在他们自然疗法的指导下，我两次救回自己的生命。第一次是1997年，我的肝功能突然失效，发高烧，肝指数高。两个专科医生都说没有办法，可能要换肝才行，可是换肝并不容易。

　　我也是在那时认识了吴医师。他为我设计4个月的食疗疗程，刚开始我也很犹豫。但吴医师说："这些都是有机的食物，你却不敢吃，吃那些有毒的东西……"这句话让我决定进行疗程。我也在此时开始看有关自然疗法的书和录音带，学习生机饮食。过了一个多月，瘦了将近7.7千克。去医院检查，结果是我的肝指数及肝功能已正常。

我继续做完4个月的疗程，就完全康复。之后又做了几个月，就没有再继续下去。

1999年，我的家庭医生发现我的左乳房有一个瘤，约有鸡蛋大。她的脸色凝重，要我赶快去检查。我已经是有经验的自然疗法者，所以当天就去找吴医师，他帮我设计了疗程，还建议我每天大笑10次，还要晒太阳，慢走半个小时。

我完全照吴医师的方法执行，进行了10天，瘦了18千克，肿瘤也变扁了，再次恢复健康，我对自然疗法从此很有信心，不间断地学习。多谢吴医师夫妇救了我的命，并改变我的人生。感恩你们的慈悲治疗。

【分享三】何显亮／皮肤病患者、中医师（中国香港）

开始执行：2005年11月

我太太经常督促我这位已有二十多年中医经验的老头去读书，她说"救人先救心，高明医术再加上多个头衔，病人心想只要看见你就有救了。"为求精进，2005年11月，我和太太便在教室里听吴永志医生讲"生机饮食"。

吴医师风度翩翩、项背挺直，神采飞扬，额角饱满发光，讲话引人入胜。当知道他已69岁时，我感到很诧异，横看竖看，他只像四十来岁。在香港，没有蔬果机、没有蔬果汁，吴医师又不吃饭，几天下来好像只喝水，白天上课，晚上指导病人，一样精神饱满，令人啧啧称奇。

我向来喜欢做"神农氏"，加上很满意吴医师这个"模范"，于是开始尝试生机饮食。一开始喝蔬果汁挺好的，但三个月后，我的脸部又痒又红，手指头开始溃烂，接着是手脚及身躯，但我不心慌，我知道这是自然排毒反应。我自小有皮肤病，经常涂西药，十来岁时，出过三次风疹（德国麻疹），父母带我去注射西药，现在手指溃烂最严重的地方，正是小时候涂药最多的地方，说明这些药毒一直潜藏在身体里。为了求证蔬菜汁的功效，我不服中药，皮肤的溃烂程度有增无减，前后差不多一年才康复，这就是滥用西药的后果。

在此过程中，我深深体会蔬菜汁的功效，我的面色开始泛光红润，体重由77千克减至62千克，人变得轻松自在，精神也饱满了。我太太全程都跟我饮用蔬果汁，她除了初期的粪便较黑、较臭，没有其他强烈反应。直到今天，我们仍然饮用蔬果汁。

我也在鼓励病人饮用蔬果汁，效果不错。很多病人多年没吃水果，也不怎么吃蔬菜，原来某些中医师认为蔬果都是寒凉之物，多吃身体会虚弱，但现代人肉食过多，营养过剩，需要急切解决的问题是毒素及酸性体质。

老实说，健康不会唾手可得，世上亦无仙丹。但要拥有健康也不难，简单的生活、正确的饮食方法、恰当的起居习惯、愉悦的心境、适当的锻炼就行。

我们在此感谢吴永志医生夫妇两人，他们教懂我们一种简易的保健方法，救己救人，还以身作则，身体力行四处行善，捐赠大部分的收入给孤儿或贫困人士。

他们二位是我们人生中最重要的老师，我们衷心感谢及尊敬。

【分享四】许美英／肝功能异常患者、退休校长（美国）

开始执行：2007年8月

2007年初我的先生，每月从洛杉矶到旧金山一所由教会举办的青少年情绪智商培训中心（Youth Success Institute）服务。而吴永志医生及他的夫人，是这所教会及培训中心的要员。经中心创办人徐立平律师介绍，我先生认识了他们。他多次从旧金山回来都与我分享吴医师夫妇到世界各地传扬天然抗病方法的真理，因此，我开始对吴医师有深入认识。

其实早在2002年，我做全身的健康检查时，就发现肝功能不正常，患上乙型肝炎。所以我和先生决定2005年退休，好好休息，也希望肝炎能痊愈。2007年6月发现肝炎恶化，这消息令我们夫妇万分焦急，在不知所措的情形下过了两个月。8月到旧金山，巧合地遇到吴医师。午餐时，我心里突然感觉要主动找他看诊。他一听到我生病，立刻放下午饭并开始替我检查，他说我不但肝功能不正常，还有其他的病毒。他用了1个多小时细心地教导及鼓励我如何运用他创作的自然食谱，来战胜肝炎及其他病毒。

当时我内心非常不愿意放弃过去的食谱与生活习惯，要做这天大的改变令我头痛万分。终于两星期后决定健康要紧，还是选择自然抗病方法，便开始用吴医师的方法自救。

第一天开始，不到晚上10点便想睡，所以早早便上床休息。第二天一早起来见到花园有许多落叶，忍不住拿起扫把清理。扫完后惊讶地发现，我以前对树叶的过敏完全消失。两个月后，我无意地发现自己不用戴眼镜读报纸，当我把这些变化告诉我先生时，他说一个月前已留意到我没有戴上眼镜阅读。在10月份，验血报告证明15项肝功能中，13项显示进步。

我很清楚除了自己的努力，还有一个重要的力量让我战胜病魔。每当我到旧金山遇到吴医师夫妇时，他们不但对我细心地慰问，对教会的兄弟姐妹、牧师、师母也一样地关心。他们对人关怀的态度大大感动了我。见到他们在美国与世界各国乐此不疲地推广自然食谱及健康养生法，以身作则，我意识到自己应不断向他们学习及改善不良习惯。

4个月的疗程在2008年初完成，我的身体健康大大改善，体重降了4.5千克，精神饱满，朋友们说我年轻了20岁。在灵性上我更加了解到身体是神的殿，应该好好地保管，才能平安长乐。

自从结识吴医师及经过他的细心治疗，我亲身体验到蔬果汁可以养生、抗癌及治病。所以我非常支持吴医师出版这本著作。希望像吴医师所说的，让世界各地有患病之苦的人，都能借由本书学习如何自救，改善生活习惯及饮食，重获宝贵的健康和活力。

【分享五】黄秀媛／乳腺癌康复者（中国）

在中国台湾地区，每年有数万人因罹患癌症离开人世。曾有癌症末期病患打电话跟我告别，诉说着自己的责任未了，还不想离开家人。百般的不舍及内心的感伤纠葛，让我回想到5年多前的自己。当2008年4月检查报告确诊是三期乳腺癌、肿瘤大小约4厘米×2厘米时，恐惧瞬间淹没了我……我担心若再施打化疗，身体会充满着毒素，且将长期与医院为伍；此外高额的医疗费用也会造成家庭巨大的负担，更害怕的是，我究竟还能否陪伴孩子一同长大？

妈妈爱孩子的心是任何人都无法取代的，我不能、也不愿让孩子经历像我小小年纪时失去妈妈的痛苦。癌症不仅是对病患个人的身心摧残，也会令家人和亲友面临痛苦与煎熬。

要走出癌症的恐惧与阴影及痛苦的冲击风暴，需要凭借勇气和坚强的意念，彻底改变饮食习惯及生活作息，方有机会重见灿烂的阳光。当我在生命中的转弯处徘徊踌躇、看不见未来之时，因缘际会有幸得到《不一样的自然养生法》的作者吴永志医师及夫人的指导。

当一位癌症病患不接受西医的治疗而选择自然疗法，尤其在家人有医学背景的成员及父母兄姊的关爱谏言（"一定要走西医一途，才有机会活着"）和强烈质疑之下，该如何抉择？我告诉自己身体是自己的，选择权在我手中。我坚持采用自然疗法，在自身强烈的意念支撑以及丈夫的支持与鼓励下，5个月后，让家人见到我不可思议的成果，转而认同此套疗法。此后，我的心灵也得到了慰藉，更添信心与力量。

当肿瘤不见时，在西医的理论上是不可能的事："癌细胞只会增多，不可能凭空消失啊！"然而实践不一样的自然养生法4个月后，回到医院复查时，肿瘤竟缩小变为扁平的1厘米，我告诉自己再接再厉！过了一个月后再复诊，肿瘤消失了，这下子我更有信心了！2019年1月例行性复诊，医师说我的血液很健康、干净，可以去捐血了！而且医师觉得很不可思议，在没有做任何西医治疗的情况下，我究竟是吃了什么，怎么办到的？我把《不一样的自然养生法》这本著作送给医师，希望得到他的认同并且能深入研究，帮助更多的癌症患者找回健康。

我也依照吴医生书中的建议，彻底改变了饮食习惯及生活作息，终于战胜病魔，恢复了健康，信心也因而大增。现在的我内心充满感恩、知足，凡事能不计较就不去计较，能健康地活着就是人生最大的幸福了。

在遵照吴医生的医嘱找回健康的过程中，我从不怀疑会不会没有效果。因为他作为一位受西方医学教育的肺部专科医师，年轻时罹患肺癌，在西医同行束手无策时，却借助大自然的食物，喝好水、勤运动，养成良好的生活作息，而在短期间改善了健康，这对我而言是多么大的鼓舞！加上得知吴医师夫妇总是不辞辛劳地远赴世界各地，积极推广自然疗法又帮助弱势群体，他们不仅救活了无数的癌症患者，帮助他们（包括我）找回了健康，也拯救了他们的家庭，让大家重拾欢乐及信心，这种大爱和无私的奉献精神，值得我们效法及敬爱，感恩他们。

中国五千多年的饮食文化，将食物以煎、炸、炒、烤、烧等方式烹煮，并引进西方的高热量加工食品，如肉排、薯条、糕饼等；加上抗生素的滥用，以及本身工作、生活上的压力无法疏通，都在加剧身体的癌化！人之所以患癌是因为身体累积过多的毒素。中国台湾地区现在每5分钟就有一人患癌，每12分钟就有一人因癌症而死亡，恶性肿瘤连续31年蝉联死因榜的榜首。身体毒素的来源除了错误的饮食观念外，还有缺乏运动，以及现代人无法避免的压力过大。

施行自然养生法，对于健康的人可以保健、回春，但对癌症患者而言，需要整个生活态度、饮食、作息大扭转，方有逆转的机会。这5年多来，我一直奉行吴医生的建言，不敢怠惰。每天5点多起床，喝500毫升加少许海盐的活性水排毒；之后到户外晨曦中快走40分钟，配合吴医师建议的三、五、七深呼吸运动，再伸展20分钟，让全身汗水淋漓（加速新陈代谢），回家后再洗冷热浴，并按摩身体器官足部的反射区。每天早餐以600毫升的蔬果汁补给身体细胞充足的养分；午餐前再喝400毫升的蔬果汁；晚餐前也喝400毫升的蔬果汁；午、晚餐吃沙拉加发芽豆、烫青菜和五谷饭；晚上10点前一定就寝，睡前则用吴医师书上的养生调息运动或腹部呼吸法让身体放松，有助提升自愈力，也才有机会杜绝癌症再次上身。

为了健康地活下去，我每天坚定不移地执行，习惯了也就成自然，一点都不难。曾有癌症病友问我，每天喝一样的蔬果汁，做些一成不变的事，不烦吗？坦白说，我不敢烦，因为曾经失去健康，才深深感觉到拥有了健康是何等的可贵！

我将吴医师的3本书放在客厅及办公室，可以随时翻阅，心生警惕又可温故知新。在抗癌期间，"意念、持续、相信"这3种力量支持着我，有时在努力过程中难免沮丧，但罹患癌症的人是没有沮丧的权利的，一时的灰心可以，但得马上转化成养分灌溉枯竭的心灵，再加持"相信"的力量，身体的免疫能力一定会恢复。

这5年多来，常有癌症病友和我分享心中的恐惧、无助，害怕死亡来敲门。我们必须明白，癌细胞是我们自体细胞的病变，应该爱护它、给它营养及健康的环境，并与之和平共存，所以要赶紧改变不良的生活作息、饮食习惯，并纾解压力（要放下、敞开心胸）。我鼓励他们不要放弃自己，请给自己活下去的机会，毕竟放弃比坚持来得容易。想想，在放弃之前一定还有方法的。

痊愈后的我，很多想法都改变了。人生的要务是家庭、健康、信仰缺一不可！有了健康，家庭就和乐；心中有了信仰，心灵就得以满足，也才会懂得饮水思源及知恩图报。在我看来，谣言止于智者，一个无私奉献、愿意助人、充满大爱的医师，应当受到敬重，不应被不实的舆论践踏、抹黑，毕竟像吴医师这样的善心良医，在这世界上是不可多得的，我和家人永远感激吴医师的救命之恩。

（以上推荐与分享，均摘录见证者的心得，因篇幅限制，只摘录重点，并以中文呈现，备有原文存档。）